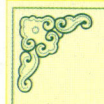

国医绝学百日通

高血压食疗与按摩

李玉波　翟志光　袁香桃◎主编

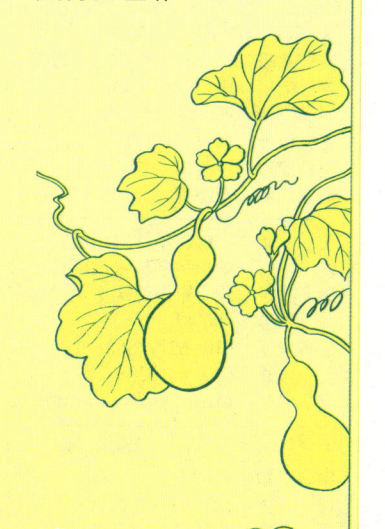

中国科学技术出版社

·北京·

图书在版编目（CIP）数据

高血压食疗与按摩 / 李玉波，翟志光，袁香桃主编. — 北京：中国科学技术出版社，2025.2
（国医绝学百日通）
ISBN 978-7-5236-0766-4

Ⅰ.①高… Ⅱ.①李…②翟…③袁… Ⅲ.①高血压—食物疗法②高血压—按摩疗法（中医） Ⅳ.①R247.1 ②R244.1

中国国家版本馆CIP数据核字（2024）第098651号

策划编辑	符晓静　李洁　卢紫晔
责任编辑	曹小雅　王晓平
封面设计	博悦文化
正文设计	博悦文化
责任校对	吕传新
责任印制	李晓霖

出　　版	中国科学技术出版社
发　　行	中国科学技术出版社有限公司
地　　址	北京市海淀区中关村南大街 16 号
邮　　编	100081
发行电话	010-62173865
传　　真	010-62173081
网　　址	http://www.cspbooks.com.cn

开　　本	787毫米×1092毫米　1/32
字　　数	4100千字
印　　张	123
版　　次	2025 年 2 月第 1 版
印　　次	2025 年 2 月第 1 次印刷
印　　刷	小森印刷（天津）有限公司
书　　号	ISBN 978-7-5236-0766-4 / R · 3282
定　　价	615.00元（全41册）

（凡购买本社图书，如有缺页、倒页、脱页者，本社销售中心负责调换）

目录

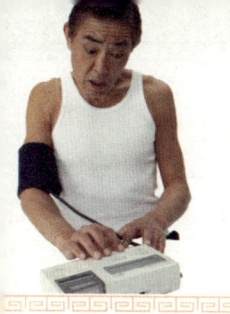

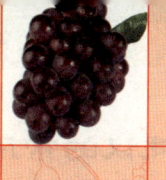

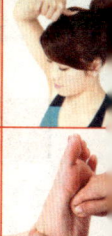

第一章　建议多吃的食物

荞麦……2	香菇……11	牡蛎……20
黄豆……3	绿茶……12	海藻……21
黑豆……4	黑糯米……13	核桃……22
绿豆……5	黑木耳……14	黑芝麻……23
土豆……6	银耳……15	燕麦……24
红薯……7	苹果……16	洋葱……25
菠菜……8	猕猴桃……17	韭菜……26
芹菜……9	香蕉……18	大葱……27
胡萝卜……10	山楂……19	大蒜……28

第二章　建议少吃或不吃的食物

盐……30	猪内脏……32	咖啡……34
胡椒……30	肥猪肉……32	酒品……35
味精……30	鸡肉、鸭肉……33	炒货……35
糖……31	牛髓、羊髓……33	油炸食品……35
酱油……31	鸡蛋黄、鸭蛋黄……33	冰品……36
河蟹……31	腌制品……34	膨化食品……36
墨鱼……32	豆腐乳……34	柚子……36

第三章 建议的常用中药

- 葛根……38
- 钩藤……39
- 桃仁……40
- 黄檗……41
- 大黄……42
- 莱菔子……43
- 莲子心……44
- 杏仁……45
- 车前子……46
- 杜仲……47
- 吴茱萸……48
- 淫羊藿……49
- 牡丹皮……50
- 三七……51
- 决明子……52
- 天麻……53
- 夏枯草……54
- 酸枣仁……55
- 鹿茸……56

第四章 有效降低血压的13种营养素

- 钾……58
- 镁……59
- 硒……60
- 钙……61
- 膳食纤维……62
- 烟酸……63
- 维生素C……64
- 胆碱……65
- 牛磺酸……66
- 胜肽……67
- 次亚麻油酸……68
- 芦丁……69
- 黄酮……70

第五章 推荐的降压家常菜

- 苦瓜藕丝……72
- 薏米百合粥……72
- 豆芽拌紫甘蓝……73
- 芦笋拌海带……73
- 海米烧豆腐……74
- 鸳鸯菜花……74
- 西蓝花炒百合……75
- 金针菇西红柿汤……75
- 姜末炝芹菜……76
- 土豆三丝清汤……76
- 酸甜洋葱……77
- 五味降压汤……77
- 香菇木耳淡菜汤……78
- 西红柿玉米羹……78

第六章 从头到脚的按摩自疗

- 身体按摩自疗……82
- 手部按摩自疗……85
- 足部按摩自疗……87
- 头面部按摩自疗……89
- 耳部按摩自疗……91

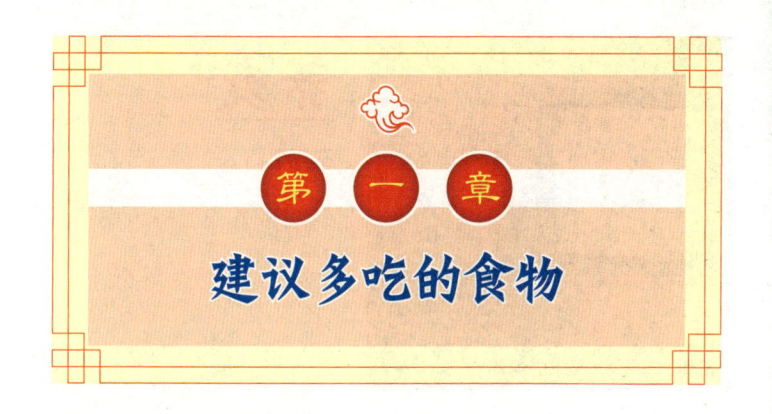

第一章 建议多吃的食物

少吃脂肪

每克脂肪中包含的热量比其他同样重量的食物更多，如果高血压患者的饮食中包含较多脂肪，则会加重病情。

少吃糖

糖虽然会提供给我们基本的热量，但过量食用仍不可取。无论是直接吃糖还是吃含糖的果酱、蜂蜜，或是吃饼干和蛋糕及类似的食物，都相当于直接摄入了糖，所以高血压患者应减少这类食物的摄入。

控制盐分

食盐是对血压影响最直接的食品，高血压患者应该将每天的食盐摄取量控制在6克以内。而且，对于诊断有高血压，已经开始饮食疗法、药物疗法的患者来说，最好每天将食盐摄取量限制在5克以内。

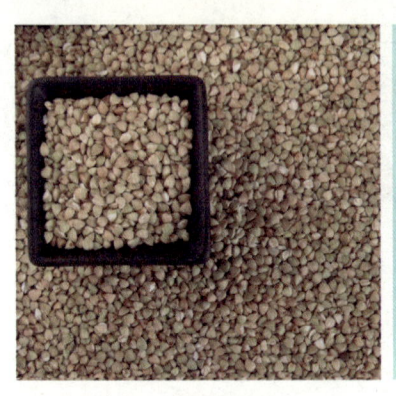

荞麦*

有效成分

芦丁/钾/镁/钙/膳食纤维/色氨酸

【降压原理】

荞麦中含有大量的芦丁,其可以保护微血管,同时抑制使血压上升的酶的活性,从而有效降低血压。

荞麦中还含有丰富的镁与钾,能强化心脏功能,避免血管收缩,加速钠的代谢,降低血液黏稠度。荞麦中的钙和大量的膳食纤维具有降低血脂、净化血液的作用,可促使血液流动顺畅,而色氨酸能稳定神经,避免因情绪紧张导致血压上升。

【其他保健功效】

帮助消化、预防便秘、稳定血糖、稳定神经、保护心血管、降低胆固醇、加速钠代谢、控制体重

国医小课堂

◎荞麦和富含维生素C的食物一起食用,能够强化芦丁对微血管的保护作用。
◎荞麦中所含的蛋白质为水溶性蛋白质,如果用来做面条,最好连汤一起食用。
◎过敏体质者、体虚气弱者、脾胃虚弱者、肿瘤患者均不适合进食荞麦。

黄豆*

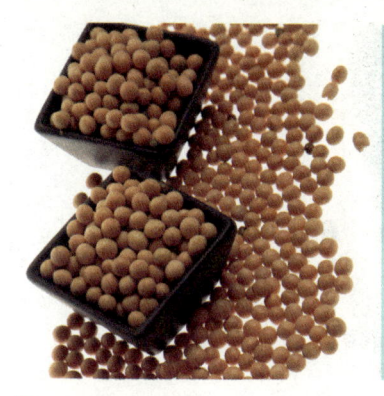

有效成分

钙／硒／大豆蛋白／甘氨酸／精氨酸／镁／大豆皂素／卵磷脂／黄豆胜肽／大豆固醇／异黄酮／膳食纤维／多不饱和脂肪酸

【降压原理】

黄豆富含多种降血压营养素，膳食纤维、镁、硒、多不饱和脂肪酸、异黄酮、黄豆胜肽等都能维持血管健康，保持血压稳定。

黄豆中含量颇高的两种氨基酸是甘氨酸和精氨酸，它们能够降低血液中的胰岛素水平，使肝脏减少制造胆固醇的量，改善血管弹性和功能。

另外，黄豆中的异黄酮素、镁能扩张血管，促使血液流通顺畅，达到防治动脉粥样硬化的效果。钾可以促进钠的代谢，能有效调节血压。大豆蛋白、黄豆胜肽能抑制血管紧张素转化酶的活性，从而起到降血压的作用。

【其他保健功效】

降低胆固醇、控制血糖、强化脑细胞、改善骨质疏松、促进血液循环、减轻更年期症状

国医小课堂

◎将黄豆磨成豆浆可有效吸收其中的营养成分，是食用大豆的最好方式。另外，豆渣中也含有丰富的营养，可做成多种美食。
◎痛风、尿酸过高者要慎食黄豆。
◎黄豆食用过多不易消化，容易引起脘腹胀满。

黑豆*

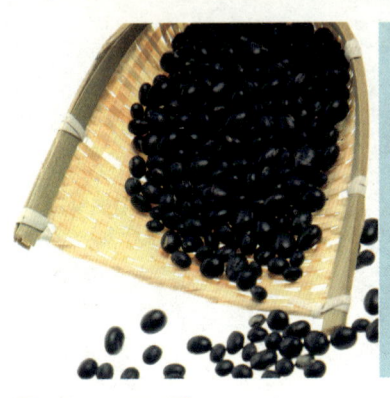

有效成分

镁/硒/甘氨酸/亚麻油酸/精氨酸/卵磷脂/大豆皂素/大豆固醇/异黄酮素/膳食纤维/大豆胜肽/类胡萝卜素/多不饱和脂肪酸/花青素

【 降压原理 】

黑豆最大的特点是含有丰富的大豆固醇,这种物质不但容易被人体吸收,还能有效控制人体对胆固醇的吸收,从而起到降低血压、保护血管的作用。

另外,其所含的不饱和脂肪酸、膳食纤维、矿物质、微量元素等营养素,可以抑制血液中的低密度脂蛋白氧化速度,从而有效降低甘油三酯,降低血脂,调节血压,减少心血管疾病的发生。

花青素等抗氧化成分可维持血管健康,使血流顺畅。

所以,常吃黑豆能帮高血压患者减轻症状。

【 其他保健功效 】

降低胆固醇、预防肥胖、预防动脉粥样硬化、抗衰老、润肠通便、健脑益智、美容养颜

国医小课堂

◎在购买黑豆时,要挑选种仁饱满、表面有光泽的。
◎食用黑豆不宜过量,否则容易消化不良。
◎将黑豆用醋腌渍做成醋泡黑豆,除了具有降血压的功效,还能治疗和缓解肩膀酸痛、疲劳等症状。

绿豆*

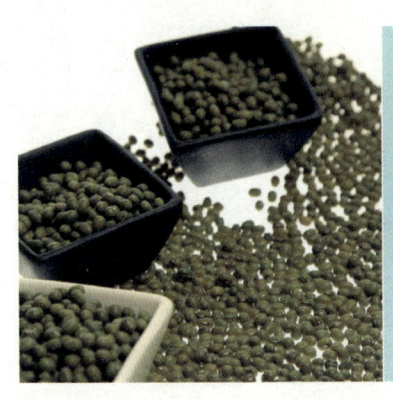

有效成分

钾/镁/钙/维生素C/膳食纤维

【降压原理】

绿豆不但营养价值高,其降低血压的功效也十分显著。

绿豆中的膳食纤维与维生素C可以减少低密度胆固醇、脂肪在血管壁上的沉积,保健血管,以达到降低血压的功效。钾、镁、钙是高血压患者最需要补充的三种营养素,钾可帮助人体排泄多余的钠,同时和镁一起维持心脏机能,钙则能有效松弛血管平滑肌、安定神经,进而起到降低血压的目的。

【其他保健功效】

降低胆固醇、安定神经、强健心血管、预防动脉粥样硬化、清热解毒、抗肿瘤

国医小课堂

◎绿豆不宜煮得过烂,以免其中的有机酸和维生素遭到破坏。
◎由于绿豆具有解毒的功效,因此服药时,特别是服用温补药时不要吃绿豆食品,以免降低药效。
◎绿豆性凉,肠胃不佳者不宜过量摄取,否则容易出现腹泻、胀气等现象。
◎慢性胃肠炎、慢性肝炎、甲状腺机能低下者忌多食绿豆。

土豆 *

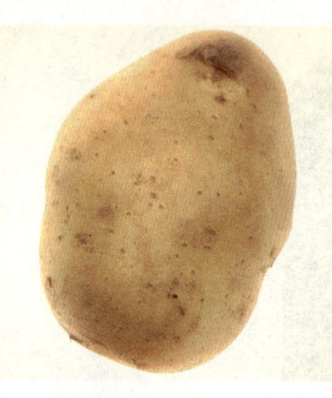

有效成分

钾/钙/磷/铁/镁/维生素C/膳食纤维

【 降压原理 】

土豆中的钾可以将体内多余的钠排出,以达到降血压的效果;镁也是维持血压稳定的重要营养素,当身体缺镁的时候,血管会收缩,血压就会上升。适量补充镁可以稳定血压,同时辅助心脏的收缩与跳动;膳食纤维可清理体内垃圾,减少脂肪堆积。

土豆中所含的维生素C为去皮苹果的2倍。维生素C具有较好的抗氧化功效,可以降低血液中的胆固醇,维持血管的弹性。当身体缺乏维生素C时,血管就会变得脆弱。

【 其他保健功效 】

防癌抗癌、代谢钠质、抗氧化、防治动脉粥样硬化、强健心血管、减肥瘦身、防衰老、预防便秘、控制体重

国医小课堂

发芽的土豆含有大量的龙葵素,这是一种神经毒素,可抑制呼吸中枢。如果一次吃进超过300毫克的龙葵素,人体就会出现体温升高、反复呕吐,还会出现瞳孔放大、怕光、耳鸣、抽搐、呼吸困难、血压下降等症状,极少数人可因呼吸麻痹而死亡。所以,发芽的土豆不能食用。

高血压食疗与按摩

红薯*

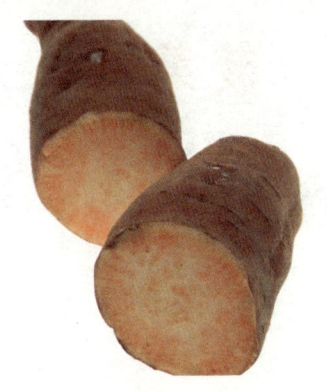

有效成分

膳食纤维／黏蛋白／维生素C／钾／类胡萝卜素

【 降压原理 】

红薯所含的大量膳食纤维可以帮助人体排除血液中多余的胆固醇，维持血管的弹性，稳定血压。和山药一样，红薯也含有大量的黏蛋白，能够有效维持血管健康状态，预防动脉粥样硬化。

众所周知，维生素C有抗氧化、保护血管的功效。而红薯中所含的维生素C被大量淀粉包裹，加热后不会像其他蔬菜那样过度流失，因此能起到更好的保健作用。此外，红薯中所含的钾也是一种稳定血压的重要营养成分。

【 其他保健功效 】

预防肺气肿、降低胆固醇、减肥瘦身、抗衰老、强健心脏、防治动脉粥样硬化、预防便秘、防癌抗癌

国医小课堂

◎红薯最好蒸透食用。一是红薯中淀粉的细胞膜不经高温破坏难以被人体吸收消化；二是红薯中的"气化酶"不经高温破坏吃后会产生不适感；三是熟透的红薯吃起来更加香甜可口。
◎胃溃疡、胃酸过多、胃易胀气的人群慎食。

菠菜*

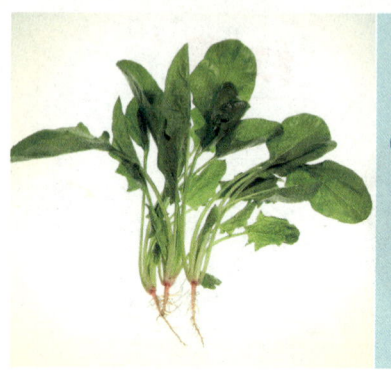

有效成分

钾／钙／镁／铁／维生素C／膳食纤维／叶酸／辅酶Q10

降压原理

菠菜含有丰富的钾、镁、钙，对血压的控制有相当大的帮助。钾可以排除身体多余的盐分，镁能降低胆固醇、保护心脏功能、辅助心脏收缩，钙能松弛血管平滑肌、安定神经，使血压稳定。

此外，菠菜富含的膳食纤维、维生素C同镁一样，也可降低胆固醇、降低血脂，有助于血管的保健。

菠菜中含有的另一种与血管有关的营养素是叶酸。有研究显示，如果血液中叶酸浓度较低，则患心血管疾病的概率较大。因此，对于高血压患者来说，摄取充足的叶酸对维持血管结构的完整与健康是很有必要的。

其他保健功效

代谢钠质、保护心脏、防治便秘、防治痔疮、清洁皮肤、安定神经、抗衰老

国医小课堂

◎菠菜含有草酸，草酸与钙质结合易形成草酸钙，会影响人体对钙的吸收。因此，菠菜不宜与含钙丰富的食物同食。做菠菜时，可先用开水将菠菜汆烫一下，可去除80%的草酸。

◎患有结石病的人群不适合食用菠菜。

芹菜*

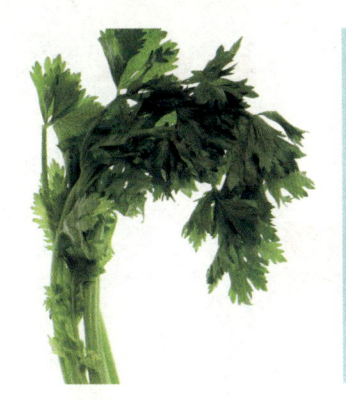

有效成分

钾／钙／芹菜素／β-胡萝卜素／磷／铁／芹菜碱

【 降压原理 】

芹菜富含降血压成分，如钾、钙等。芹菜中的芹菜素也能够起到降血压和影响中枢神经的作用。

虽然芹菜含钠，但其含钾量也高，能帮助体内钠的排出。芹菜中的芹菜碱具有保护血管的功效，适量摄取可预防血管病变及高血压并发症的发生。

【 其他保健功效 】

镇定安神、预防动脉粥样硬化、预防便秘、调经、下瘀血、防癌抗癌、强健骨骼、养血补虚、利尿消肿、排出体内毒素、清热解毒、平肝火、美容养颜

国医小课堂

◎正在服用降血压药的患者在食用芹菜前应先询问医生是否适合食用。
◎脾胃虚寒者不宜食用芹菜。
◎食用芹菜时最好茎、叶一起吃，因为芹菜叶的维生素含量要高于芹菜茎，丢掉非常可惜。
◎芹菜含有大量光敏物质，白天不宜多吃。

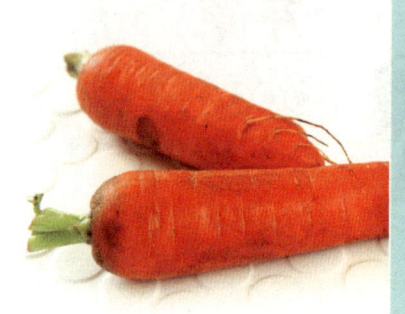

胡萝卜 *

有效成分

钾／烟酸／β-胡萝卜素／膳食纤维

【 降压原理 】

胡萝卜中的β-胡萝卜素具有防血栓的作用，这是因为β-胡萝卜素是强力的抗氧化剂。它可以防止细胞产生氧化作用，减少伤害血管健康的胆固醇沉积在血管上，维持血流顺畅及血管弹性，从而起到防治血栓的作用。

胡萝卜还富含大量烟酸，它可以降低血液中的胆固醇与甘油三酯，帮助血管扩张，使血液顺利通过，进而稳定血压。

【 其他保健功效 】

保护视力、防癌抗癌、清热解毒、美白润肤、预防动脉粥样硬化、养肝明目、排出体内毒素、降低胆固醇、提高免疫力

国医小课堂

◎胡萝卜富含抗氧化物，宜煮熟食用。根据研究，煮熟后的胡萝卜所含的抗氧化物是未煮熟时的3倍。

◎"胡萝卜下酒"的吃法是不利于健康的，因为胡萝卜中丰富的胡萝卜素和酒精一同进入人体，会在肝脏中产生毒素。所以，一定要改变"胡萝卜下酒"的传统吃法，特别是在饮用胡萝卜汁后不要马上饮酒，以免危害健康。

香菇 *

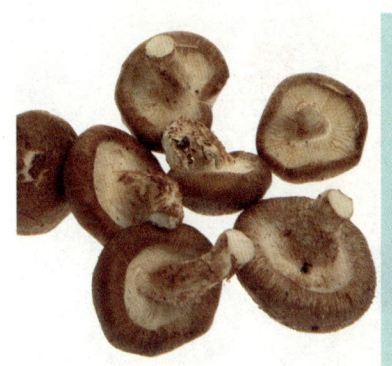

有效成分

维生素D／双链核糖核酸／烟酸／钙／香菇多糖／香菇胜肽／膳食纤维／香菇嘌呤

【降压原理】

香菇中降血压的有效成分是双链核糖核酸,其可抑制低密度脂蛋白胆固醇的上升,预防动脉粥样硬化,达到降血压的目的。香菇孢子内的干扰素能提高免疫力,也可降低低密度脂蛋白胆固醇的含量。

香菇中还含有另外一种化合物——香菇嘌呤(也称赤酮嘌呤),该物质也可以降低低密度脂蛋白胆固醇的水平。因此,与其他菌类相比,香菇的降血压功效更好。

【其他保健功效】

降低低密度脂蛋白胆固醇、调节人体新陈代谢、增强抗病能力、滋润皮肤、滋养头发、防治佝偻病、保护肝脏、帮助消化、消除胆结石、防癌抗癌

国医小课堂

◎许多氨基酸及麦角固醇是维生素D的前驱物,但只有经阳光暴晒过的香菇才会产生,所以干燥的香菇比新鲜的香菇更有营养。
◎长得特别大的鲜香菇不要吃,因为它们多是用激素催肥的,大量食用会对人体健康造成不良影响。
◎在用香菇烹调菜肴时,浸泡香菇的水不要倒掉,因为里面溶解了很多营养物质,这些水经沉淀后可用来炖汤。

绿茶*

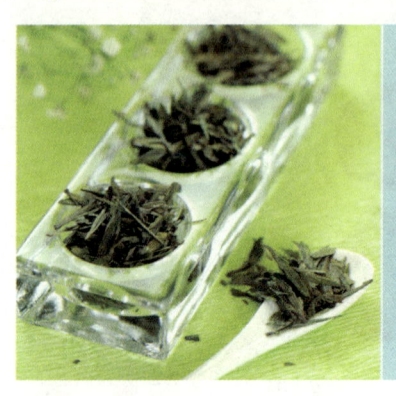

有效成分

钾／儿茶素／叶绿素／维生素A／维生素C／B族维生素／咖啡因／膳食纤维

【 降压原理 】

绿茶中的儿茶素既能降低胆固醇与脂肪含量，使血液清澈、流动顺畅，还能抑制体内的一种特定酶，避免酶作用使血管紧缩。而高含量的钾则负责协助钠进行代谢，从而有效降低血压。

绿茶中的芳香族化合物能溶解脂肪，防止脂肪积滞在血管壁上。另外，咖啡因能促进胃液分泌，帮助消化与减脂，对血压具有很好的调节作用。

【 其他保健功效 】

保护神经元、预防心血管疾病、促进胰岛素分泌、抗肿瘤、强化胰岛素作用、预防蛀牙、降低胆固醇、促进糖代谢、抗氧化、抗衰老、抗辐射与紫外线照射

国医小课堂

◎勿空腹饮用绿茶，以免伤害肠胃。
◎建议每日摄取500毫克儿茶素或1500毫升无糖绿茶，千万不要过量摄取，否则会引起心悸、头晕、四肢无力等症状。
◎绿茶中含有大量的钾，有发热、习惯性便秘、消化道溃疡、神经衰弱、失眠的人及孕妇、哺乳期的女性、肾脏功能不佳者不宜饮用。

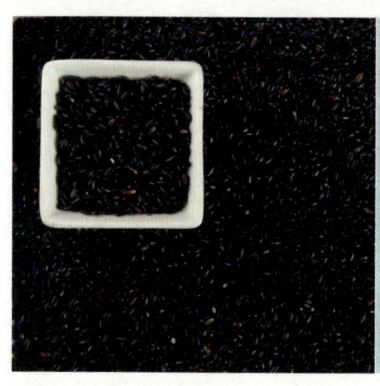

黑糯米 *

有效成分

花青素／镁／钾／烟酸／膳食纤维／维生素C／蛋白质

【 降压原理 】

与一般种皮呈黑色或深紫色的种子一样，黑糯米的种皮含有丰富的花青素，可以提高血液中的高密度脂蛋白胆固醇，抑制血脂上升，对于抑制血液中脂质过氧化物有很好的效果。当脂质过氧化物附着于血管壁上时，会阻碍血液流通，这不但影响血压，时间一久还会造成动脉粥样硬化。

此外，黑糯米中所含的钾能帮助人体进行钠排泄，降低血液黏稠度，从而有效预防高血压。

除了花青素和钾，黑糯米中还含有镁、烟酸、维生素C等营养成分，皆有助于控制血压和保护血管。

【 其他保健功效 】

提高免疫力、抗氧化、健脾胃、防治便秘、防治动脉粥样硬化、补充体力

国医小课堂

◎消化不良易胀气者不宜食用。

◎将黑糯米浸泡在水里，过一会儿，水的颜色会变得混浊起来，这是正常现象。

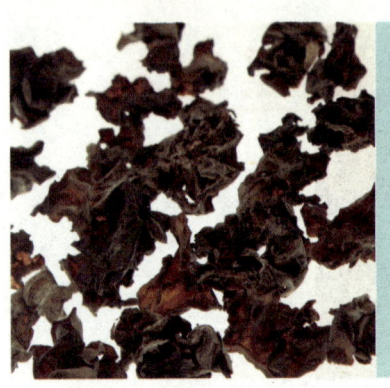

黑木耳*

有效成分

钙/烟酸/维生素/硒/β-胡萝卜素/腺嘌呤核苷/黑木耳多糖/膳食纤维/磷

【 降压原理 】

黑木耳含有人体所需的多种营养素,其中腺嘌呤核苷可抑制血小板聚集、溶解血栓,其除了有效稳定血压,还能预防心血管发生病变。

黑木耳中的膳食纤维、黑木耳多糖、纤维素、半纤维素等都可以促进胃肠蠕动,降低胆固醇并加速胆固醇排出体外,预防血管硬化,从而有效保护高血压患者的血管。

【 其他保健功效 】

稳定血糖、预防血栓、预防贫血、预防动脉粥样硬化、改善便秘、养血驻颜

国医小课堂

◎把黑木耳放入温水中,然后加入2小匙水淀粉,并进行充分搅拌,这样可以去除黑木耳中的细小杂质,使其口味更加鲜美。
◎黑木耳不宜与田螺同食,因为寒性的田螺,遇上黑木耳,不利于消化。
◎黑木耳具有软便的功效,易腹泻者不宜过量食用。
◎有出血性疾病者应不食或少食黑木耳。
◎鲜木耳含有毒素,宜晒干后再食用。

银耳*

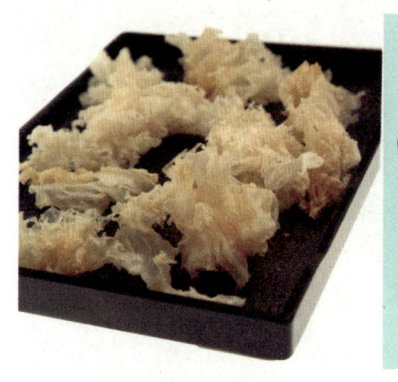

有效成分

钙/硒/钾/镁/烟酸/类胡萝卜素/银耳多糖

【降压原理】

银耳中含有丰富的钙,钙可以降低血液中的脂肪,同时强化、扩张动脉血管,以稳定血压。

银耳中另一个能稳定血压的重要成分是银耳多糖,其包括酸性多糖、中性杂多糖、酸性低聚糖等。银耳多糖具有显著的抗氧化作用,能有效降低血管的外周阻力,从而改善动脉血液循环、减少血液黏稠度,避免血栓形成。

【其他保健功效】

养阴润肺、强精补肾、保持肌肤弹性、扩张血管、帮助肠胃蠕动、调经、预防便秘、延年益寿、补脾开胃

国医小课堂

◎银耳应以颜色洁白、略带微黄者为佳。
◎气虚、性功能障碍、易腹泻或身体有出血状况者不宜食用银耳。
◎银耳变质不宜食用,以免引起中毒。
◎将银耳熬成浓汁冰镇后涂在眼角,具有美白祛皱的功效。
◎银耳作为药膳食用时,其药性作用比较缓慢,需长期坚持服用才能见效。

苹果*

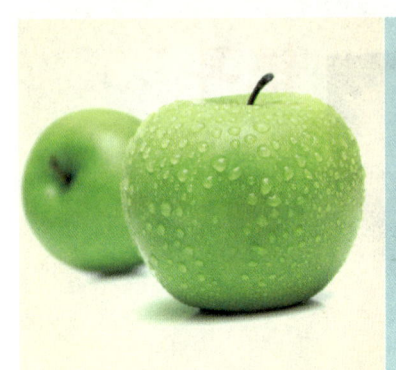

有效成分

钾／铁／果胶／维生素C／多酚／类黄酮

降压原理

苹果富含钾，其可以促进钠的代谢，具有调节血压的功能。

苹果中的果胶（膳食纤维的一种），能在肠道中与胆酸结合，强化胆酸代谢，这就使得身体必须消耗更多的胆固醇来合成新的胆酸。当体内胆固醇减少时，血管就会变得健康而有弹性，从而防止动脉血管产生硬化，维持血流畅通，很好地控制血压。

苹果中含有的维生素C能调节血压，有效保护血管。

其他保健功效

提神醒脑、预防动脉粥样硬化、缓解压力、改善肺功能、抗氧化、稳定血糖

国医小课堂

◎如果已削皮的苹果吃不完，可以将其浸泡于凉开水里，能有效防止氧化，使苹果保持清脆、香甜的口感。
◎苹果中的果酸可腐蚀牙齿，吃完苹果后最好漱口。
◎胃寒的人不适宜吃苹果。
◎冠心病、心肌梗死、肾病、糖尿病患者不宜多吃。
◎苹果忌与水产品同食，否则容易导致便秘。

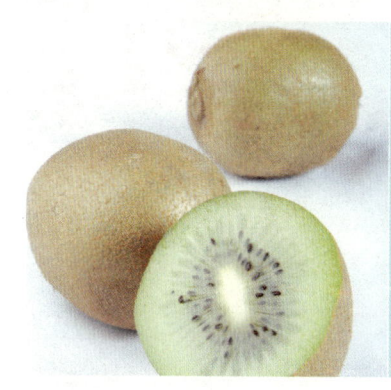

猕猴桃 *

有效成分

维生素C／钾／钙／精氨酸／镁／膳食纤维

【 降压原理 】

猕猴桃中含有大量的维生素C，可维持血管弹性，降低血液中胆固醇的浓度，是高血压患者的理想食材。

猕猴桃的钾含量较高，而钠含量较低，钾可帮助人体排出体内的钠，非常适合高血压患者食用。而其丰富的膳食纤维可以降低胆固醇、维持肠胃道细菌平衡，具有稳定血压与促进体内平衡等作用。

另外，猕猴桃还含有精氨酸，它可以抑制特定酶的活性，预防血管紧缩，从而避免血压上升。

【 其他保健功效 】

润肺去燥、降低血糖、降低血脂、减少肠胃胀气、预防衰老、润燥通便、提高免疫力、预防色素沉淀、减肥瘦身

国医小课堂

◎吃过猕猴桃后不要立即喝牛奶，这是因为猕猴桃与牛奶同食不仅会影响消化吸收，还会使人出现腹胀、腹痛、腹泻等不良反应。
◎由于猕猴桃性寒，所以脾胃不佳、经常腹泻、尿频者不适宜大量食用。
◎月经过多的女性也不适宜吃猕猴桃。

香蕉*

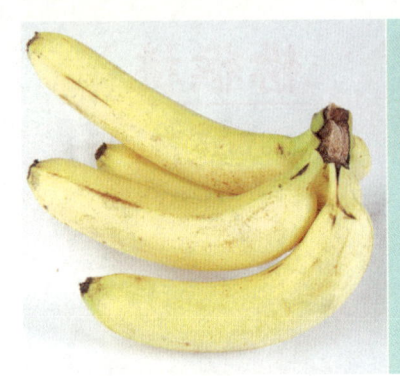

有效成分

钾/镁/膳食纤维

【 降压原理 】

香蕉中含有血管紧张素转化酶抑制物质,可以抑制血压上升。香蕉中还有大量的钾（平均每100克的香蕉约含有290毫克的钾,钾含量在水果类食物中名列前茅）,这些钾可以将人体内多余的钠排泄出去。

而香蕉中富含的膳食纤维则可以降低血液中的胆固醇、维持胃肠道的细菌生态。除了能稳定血压,香蕉还可以预防和改善便秘,是高血压患者理想的降压水果。

【 其他保健功效 】

稳定血糖、保护肠胃、防癌抗癌

国医小课堂

◎香蕉不宜空腹食用,否则会使人体中的镁骤然升高,从而破坏人体血液中的镁、钙平衡,对心血管产生抑制作用。
◎香蕉不宜一次过量食用,否则容易造成体内钾、钠、钙、镁等元素的比例失调,对高血压患者的健康产生不利影响。
◎易腹泻者、胃酸过多者、痛经的女性不适合食用香蕉。
◎香蕉不耐低温,如果保存环境温度过低,易出现变黑现象。因此,香蕉不宜保存于冰箱中。

山楂*

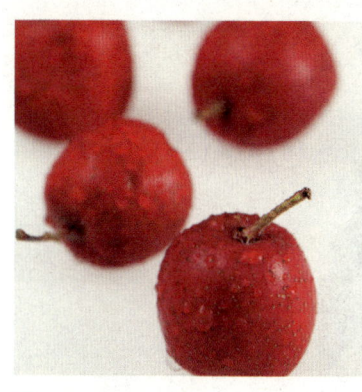

有效成分

三萜类／维生素C／山楂黄酮类

【 降压原理 】

山楂常被用作降低血脂的中药材。据研究显示,山楂可以降低胆固醇生成,从而间接起到调节血压的作用。

山楂中的黄酮类与三萜类物质是降血压的"主力军"。其中,熊果酸为山楂所含三萜类物质的主要成分,金丝桃苷则是山楂黄酮类的重要成分。

这两大类营养元素可以加强血管壁的弹性,避免血管弹性纤维断裂及损伤,从而降低血液中低密度脂蛋白胆固醇,减少脂肪在动脉壁上的沉积,有利于扩张血管、防止血栓形成,避免血管发生阻塞。

【 其他保健功效 】

预防动脉粥样硬化、帮助消化、强化血管、活血化瘀、加速脂肪分解

国医小课堂

◎山楂最好在饭后食用,因为山楂含有大量的有机酸、果酸、山楂酸等,会让胃酸分泌增加,对胃黏膜造成刺激,使胃产生胀满、泛酸等不适症状。因此,胃酸过多或消化性溃疡者最好不要食用。

◎山楂最好不要生吃,因为生山楂中所含的鞣酸与胃酸结合容易形成结石,胃结石不能被消化,长期积在胃中会引发胃溃疡、胃出血,甚至胃穿孔等疾病。

牡蛎*

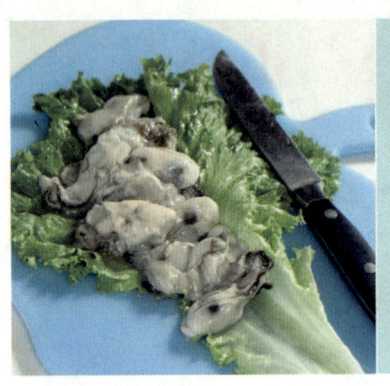

有效成分

镁／钾／烟酸／维生素E／维生素A／维生素B₁／维生素B₂／维生素B₆／牛磺酸

【 降压原理 】

牡蛎有助于调节血压，对高血压患者而言是非常理想的食物。

其所含的钾可以帮助人体进行钠代谢；烟酸能起到扩张血管的作用；镁与牛磺酸都有避免血管紧缩的作用；维生素E则能预防动脉粥样硬化，起到保护血管的作用。

【 其他保健功效 】

预防感染、保护皮肤、防止骨质疏松、改善失眠、延缓衰老、提高免疫力

国医小课堂

◎牡蛎不宜与糖类同食。

◎由于牡蛎本身含钠量也不低，所以高血压患者还是要控制摄取量。

◎外壳略带绿色的牡蛎，可能已经受到重金属污染，最好不要选用。

◎寒性体质、生肿疮者，不宜食用牡蛎；脾胃虚寒、滑精、慢性腹泻、便溏者也不宜多吃；患有急、慢性皮肤病患者忌食牡蛎。

◎牡蛎不宜与吴茱萸、麻黄一起煲汤食用。

海藻 *

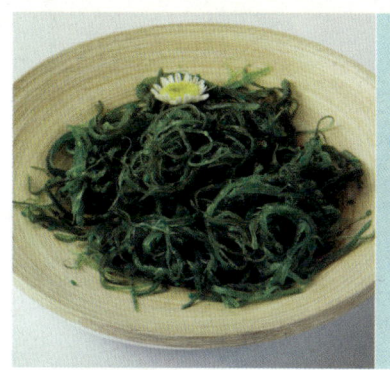

有效成分

钾／藻酸／牛磺酸／维生素E／维生素C／水溶性膳食纤维／钙／烟酸／次亚麻油酸／丙氨酸／镁

【 降压原理 】

海藻含有20余种人体必需的氨基酸，其可扩张血管、降低胆固醇，能有效降低血压。

海藻中的藻酸和钾分别可以抑制钠吸收，加速钠代谢；钙、镁、烟酸、牛磺酸则具有扩张血管的作用；维生素C、维生素E能预防动脉粥样硬化；膳食纤维则负责降低胆固醇；次亚麻油酸可辅助前列腺素制造，有助于降低血压。

【 其他保健功效 】

控制血糖、抗氧化、强化骨骼、消除水肿、防癌抗癌、抗病毒、预防白血病、预防甲状腺功能亢进症

国医小课堂

◎海水被污染，海藻类食品上也会附着一些有害的物质。因此，在食用前一定要仔细地进行清洗。
◎海藻本身含有钠元素，烹调时应尽量减少盐及其他调味料的使用量。
◎海藻含有丰富的碘，甲状腺功能亢进症患者不宜大量食用。
◎海藻类食物性寒，脾胃虚寒者不宜食用。

核桃*

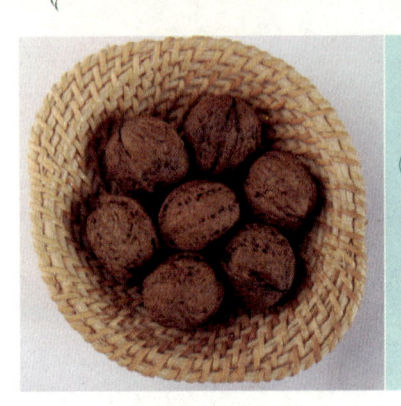

有效成分

镁／钙／烟酸／维生素C／膳食纤维／多不饱和脂肪酸／钾

【 降压原理 】

核桃富含多不饱和脂肪酸，可有效降低血液黏稠度、血脂及胆固醇，改善血液循环，合成前列腺素。高血压患者适量食用核桃，能维持血管弹性，降低动脉压。镁、钙、钾、膳食纤维、维生素C都是对高血压患者有益的营养成分，膳食纤维可加快肠道蠕动、预防动脉粥样硬化；镁、钾可帮助人体进行钠的代谢；维生素C能降胆固醇，有效稳定血压。

【 其他保健功效 】

补脑健脑、增强免疫力、降低血脂、养颜美容、柔亮头发、止咳平喘、润燥通便、补血养气、抗衰老、增强抵抗力、缓解压力、预防神经衰弱

国医小课堂

◎如果感到疲乏，可适量嚼食一两个核桃，可有效缓解。
◎核桃虽属于低钠坚果，但它的热量很高，体重超标的高血压患者食用后会使血压升高，所以应避免过量摄取。
◎上火、腹泻的人不宜多吃核桃，以免加重不适感。
◎食用核桃时不宜饮用浓茶。

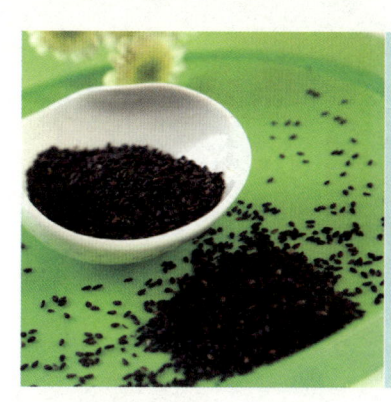

黑芝麻*

有效成分

钾／钙／镁／单宁／烟酸／精氨酸／色氨酸／芝麻素／维生素C／维生素E／亚麻油酸／多酚

【 降压原理 】

黑芝麻的营养成分非常丰富，其含有的维生素E能维持血管壁的弹性；亚麻油酸能防止血栓形成，预防动脉粥样硬化，同时有降血压的功效；芝麻素能在体内发挥强大的抗氧化作用，降低血液中的胆固醇含量，从而有效地改善血压。

黑芝麻中含有优质蛋白质，其中以色氨酸含量最为丰富。色氨酸不仅能安定神经，还可稳定血压。

另外，黑芝麻中的精氨酸能抑制使血压上升的酶的活性，进而起到降压的作用。

【 其他保健功效 】

补肝肾、润五脏、降低血脂、润肠通便、防癌、抗老化、强化心血管、抗氧化、乌发养发

国医小课堂

◎黑芝麻中含有大量油脂，一次不可过多食用，以免造成厌食、恶心。
◎食用黑芝麻的皮会降低营养的吸收率，建议将黑芝麻磨碎再食用，这样营养价值会更高。
◎慢性肠炎、便溏腹泻者忌食黑芝麻。

燕麦*

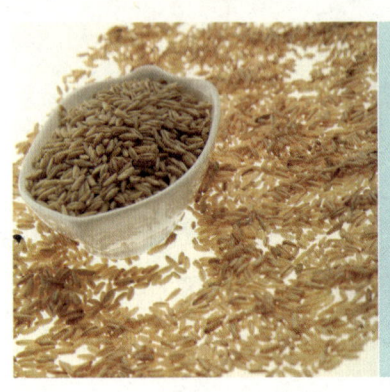

有效成分

镁／硒／膳食纤维／亚麻油酸

【 降压原理 】

虽然燕麦的脂肪含量是所有麦类中最高的，但其不饱和脂肪酸的含量高达80%。不饱和脂肪酸可起到调节胆固醇的作用。每100克燕麦约含有10克膳食纤维，其中的β-葡萄糖等水溶性膳食纤维，可以影响脂肪吸收，降低血脂。

另外，燕麦中的亚麻油酸含量也很高，具有抗凝血、减少血液中甘油三酯及胆固醇的作用，可以保护血管、维持血压的稳定性，降低血管病变的概率，同时降低并发症的发生率。

【 其他保健功效 】

控制血糖、益脾养心、预防心血管疾病、防癌抗癌、抗衰老、预防便秘、减轻体重、养颜美容

国医小课堂

◎在购买燕麦时，以外观饱满者为佳。如果购买的是散装产品，要选择没有异味、无虫蛀的。

◎在食用燕麦时，加入开水或牛奶冲泡有利于燕麦中的水溶性纤维释出。

◎燕麦一次不宜多吃，否则容易引起胃痉挛或腹胀等不良反应。

洋葱*

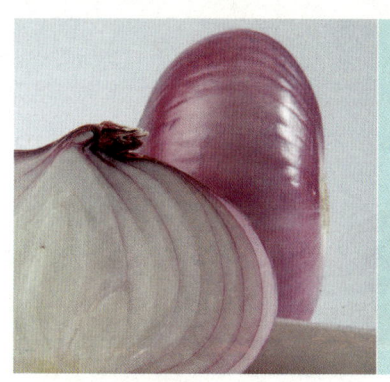

有效成分

前列腺素A／硫氨基酸／栎皮酮／异蒜氨酸／环蒜氨酸／二烯丙基二硫化物／钾

【 降压原理 】

洋葱含蔬菜中少见的前列腺素A,这种物质是很强的血管扩张剂,能刺激血溶纤维蛋白的活性,对抗使血管收缩的儿茶酚胺,从而降低血液黏稠度,使血压下降。

洋葱强烈的刺鼻气味来自其所含的硫氨基酸、异蒜胺酸、环蒜氨酸、二烯丙基二硫化物等硫化物。这些物质能起到杀菌、降血脂、溶解血栓、改善动脉粥样硬化等病症的作用。

洋葱所含的栎皮酮抗氧化能力强,可促进血液循环。此外,栎皮酮还有利尿功能,可促进体内钠排泄,从而起到调节血压的作用。

【 其他保健功效 】

预防癌症、控制血糖、抗衰老、预防心血管疾病、预防骨质疏松、发汗退烧、治疗哮喘

国医小课堂

◎已发芽的洋葱中所含的营养成分大大减少,故建议不要购买。
◎容易胀气、患有消化性溃疡者最好少吃或不吃洋葱。
◎洋葱一次不宜食用太多,以免引起发热、视力模糊等症状。
◎洋葱对眼睛有刺激作用,患有眼疾者不宜切洋葱。

韭菜*

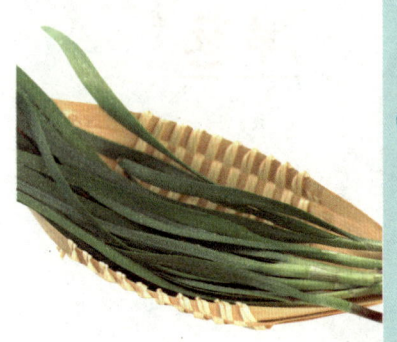

有效成分

钾／钙／镁／维生素C／膳食纤维／胡萝卜素／硒／白藜芦醇／蒜氨酸／二烯丙基二硫化物／蒜素

【 降压原理 】

韭菜会散发出一种特殊气味，其来源于韭菜所含的硫化物，这种物质能够起到维持血管弹性，预防动脉粥样硬化，调节血压的作用。

韭菜含有钾、钙、镁等均是有利于降低血压的营养成分。其中，每100克韭菜中约含380毫克的钾，而钠的含量却不到40毫克。钾可帮助人体内的钠排出，从而起到降低血液黏稠度的作用。

韭菜中还含有丰富的膳食纤维，可以促进肠道蠕动，减少人体对胆固醇的吸收，起到预防和治疗动脉粥样硬化、冠心病等疾病的作用。

韭菜中的另一种重要营养成分——蒜氨酸能起到扩张血管、使血液循环更顺畅的作用。

【 其他保健功效 】

帮助消化、保护肾脏、消毒杀菌、益肝健胃、预防和缓解便秘、预防大肠癌、治疗胸痛

国医小课堂

◎将韭菜捣碎，取叶末和汁液敷于伤患处，可起到杀菌、消肿、化去瘀血的作用。
◎眼疾患者、体质偏热者、胃病患者及消化不良者皆不宜食用韭菜。

大葱*

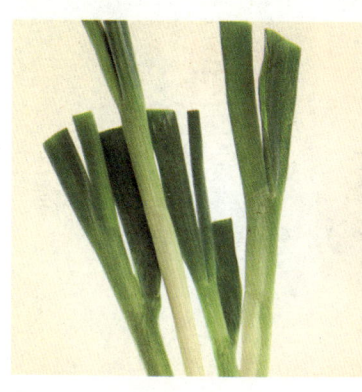

有效成分

维生素P／维生素A／葱素／硒／膳食纤维／胡萝卜素／硫氨基酸

【降压原理】

大葱具有减少血液中脂肪含量、防止血管硬化的作用,从而可有效控制血压。这是因为大葱中含有丰富的葱素、硒、维生素A、维生素P、膳食纤维等诸多对稳定血压有助益的成分。

葱素能降低血液中脂肪的含量,避免血管硬化,同时维持血管弹性,进而提高血压的稳定度。硒是人体制造前列腺素的必要元素,而前列腺素具有控制血压的功能。

另外,100克葱所含的膳食纤维约为3.5克,膳食纤维能降低血液中胆固醇的含量,预防动脉粥样硬化,从而降低高血压患者发生血管病变的概率。

【其他保健功效】

驱虫解毒、代谢脂肪、促进血液循环、消除疲劳、降低血糖、发汗解表、增进食欲

国医小课堂

◎大葱对胃有刺激作用,患有胃肠道疾病,特别是溃疡患者不宜多食。
◎大葱对汗腺的刺激作用较强,有腋臭的人在夏季应慎食。
◎表虚、多汗者也应忌食大葱。

大蒜*

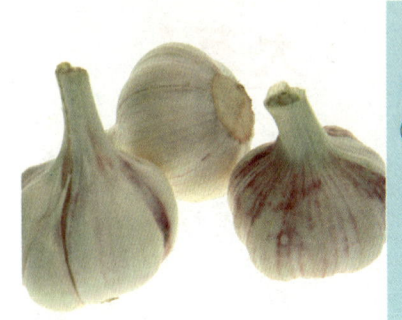

有效成分

镁／硒／蒜素／维生素C／二烯丙基二硫化物／蒜氨酸

【 降压原理 】

大蒜中的硫化合物是超强抗氧化剂，具有强烈的氧化还原作用，能够预防血栓形成，避免栓塞发生，维持血液顺畅流通，从而达到稳定和控制血压的目的。

【 其他保健功效 】

降胆固醇、降低血脂、降低血糖、延缓衰老、预防心血管疾病、增进食欲、促进新陈代谢、杀菌排毒、防治流感、预防钩虫病、缓解疲劳、加快创伤愈合

国医小课堂

◎大蒜不宜过量食用，过多生吃会使人易动火，耗血，影响视力，对胃肠道也有刺激作用。
◎大蒜不宜空腹食用，也不宜与蜂蜜同时食用。
◎慢性胃炎、胃溃疡患者要忌食大蒜。
◎吃完大蒜后，可以喝一杯牛奶，以去除嘴里的蒜味。此外，还有一些简单易行的方法也能减轻蒜味，比如，吃完大蒜后嚼一些花生仁、核桃仁或杏仁等蛋白质含量较高的食物，就可以使口中的蒜味减轻。

第二章 建议少吃或不吃的食物

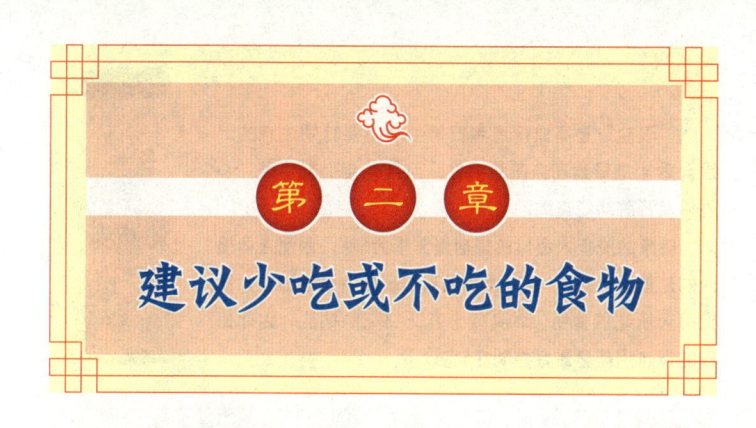

不规则的饮食是控制血压的大敌

高血压患者必须注意饮食方式,为降低血压、预防并发症,应该遵循"一天三顿饭"的原则,养成有规律的饮食习惯。不规律的饮食会打乱身体节奏,不仅导致血压出现大幅变化,而且严重影响降压药的药效。另外,如果总是吃得很饱,会导致营养物质在体内过度蓄积,从而出现肥胖,而肥胖容易进一步恶化高血压,并加速动脉粥样硬化。

纠正爱吃零食、暴饮暴食等坏习惯

经常吃零食、严重偏食及暴饮暴食等不良习惯不仅对身体健康有害,也会给血压带来不良影响。血压高的人必须积极地改正不良饮食习惯,特别是对于使用降压药控制血压的高血压患者来说,如果不纠正不良的饮食习惯,不仅药物治疗完全没有意义,而且任何一点疏忽都可能引起严重问题。

盐

"限盐"是高血压患者日常生活中要特别注意的。饮食重盐是导致高血压的祸首,而且还会引起中风、心脏病及肾脏功能衰竭。

健康的成年人每日的摄盐量需求为5克,因此人体摄入的盐量不应超过6克,尤其是高血压患者更应注意。我们每天所吃的食物,本身就含有2～3克的钠盐,因此每日的调味用盐量最好控制在5克以下。

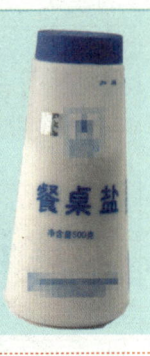

胡椒

胡椒性燥,辛热,助火气。即使是健康人群,大量食用胡椒也会令人舌头发麻,引起血压上升。

因此,患有高血压及肝火偏旺者更不宜大量、长期食用胡椒。

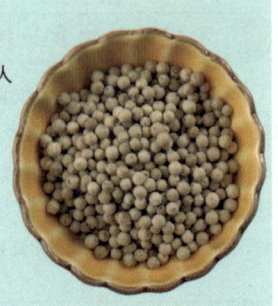

味精

在调味品中,除盐外,过量食用味精也可使血压增高。这是因为味精里面也含有大量的钠,与盐的效果相似,也是高血压患者需要限制摄入的。另外,虽然味精会刺激人的味蕾,能增添食物的鲜味,但味精加热后会产生有伤人体中枢及视觉神经系统的成分,长期食用还会导致口干舌燥、头昏易疲劳及头发脱落等不良反应。

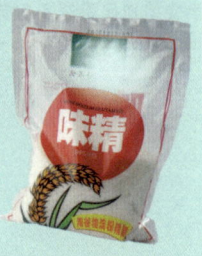

糖

一般来说，高血压患者多为中老年人群。在传统的观念中，中老年人应摄入足够的养分，才能确保身体的安康，而糖就是这些养分中的一种。其实，糖也分好几种，高血压患者应该多吃些玉米、淀粉等含有复合糖类的食物，少吃些含有水果糖、蔗糖或葡萄糖等单糖的食物。因为摄取过量的单糖，会导致血液浓度增加，使人精力下降，易产生疲劳感。

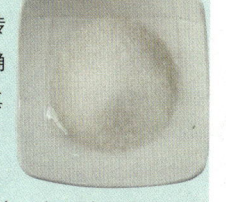

酱油

由于盐内含钠，所以高血压患者对每日摄取的盐量有严格规定，而酱油中同样含有钠，每3毫升酱油等同于1克盐，摄取过量的酱油同样会影响血压的稳定。因此，高血压患者限盐的同时千万不要忘记减少酱油的摄入。

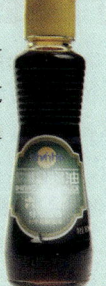

河蟹

河蟹有较高的营养价值，含有大量蛋白质、脂肪及维生素，可清热化瘀、舒筋益气、通经散热，食之对人体好处甚多。但是螃蟹性寒，所含胆固醇又极高，因此身患高血压、动脉粥样硬化或冠心病的人要尽量少吃，否则对病情不利。

墨鱼

　　墨鱼极为美味，营养也非常丰富。高血压患者可以少量摄入墨鱼，但千万不要过量食之！因为墨鱼属于高蛋白质、高脂肪含量的食品，摄入过量有可能引起血液中胆固醇增高，从而使血压升高。

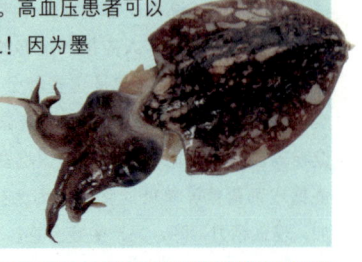

猪内脏

　　中年男性是易患高血压的高危人群，其中不乏有人喜欢喝两杯小酒、吃几碟猪内脏制成的美味下酒菜，这也是这些人体重总是得不到控制的主要原因。

　　猪内脏的胆固醇很高，有的部位甚至比猪肥膘所含的胆固醇更高。所以，猪内脏不能多吃。

肥猪肉

　　在人体内，除胃液外，正常的体液应为弱碱性。但在摄入过多的肥猪肉后，体质容易转为酸性，造成血压升高。另外，现今市场上贩售的某些不正规肉类，如猪肉、鸡肉、牛肉等，由于禽畜在生长过程中可能被注射了抗生素、激素等药剂，而这些药物也随之残留在肉中，所以高血压患者食用这类肉品后，也会造成血压上升。所以购买食品时，应选择正规超市、市场售卖的有质量保证的产品。

鸡肉、鸭肉

鸡肉、鸭肉性味温干，属于肥腻壅滞的肉类。在各种医学类工具书和记载高血压病症的相关书籍中，均叙述了它们与高血压病患者间的宜忌关系。鸡肉、鸭肉属于多吃则生热动风之物，因此，高血压患者不宜常食红烧鸭肉、炸鸡块及鸡汤等含有大量脂肪的食物。

牛髓、羊髓

羊蝎子、牛棒骨等是夜市中很受欢迎的肉食，它们中含有丰富的羊髓和牛髓。牛髓、羊髓最显著的特点就是脂肪含量高，高胆固醇、高血压患者常食则会助热动火，对防治高血压、中风、心脏病、甲亢等病症毫无裨益。因此，高血压患者不能多吃牛髓、羊髓，偶尔食之即可。

鸡蛋黄、鸭蛋黄

鸡蛋、鸭蛋都是高蛋白食物，其中蛋白质含量最为丰富的就是蛋黄。同时，鸭蛋黄中还含有大量胆固醇及卵磷脂，胆固醇摄入量过高对人体有害无益，但卵磷脂却无妨，其可以抑制人体对胆固醇的吸收，从而降低体内胆固醇的含量。因此，鸡蛋黄、鸭蛋黄不宜多吃，需要控制在一定量内。

腌制品

　　腌制品种类繁多，比如腌肉、火腿、香肠、盐渍咸菜、泡菜等都属于腌制食物。腌肉色泽诱人、肥而不腻，味道香咸带甜，实在是居家下饭的好食材。但是，腌肉却是对人体健康危害很大的一种腌制品，因为腌肉含盐量高，属高钠食品。因此，老年人、胃病及高血压患者，皆不宜多吃。另外，咸菜、泡菜的含盐量也很高，也不可大量食用。

豆腐乳

　　北方地区的人每天摄入盐的克数比南方地区的人摄入盐的克数要多。这是由于地域、气候及生活习惯造成的。因此，北方人患高血压的比例往往高于南方人。根据北方人的饮食习惯，有人早点是一碗稀饭、一个馒头，加豆腐乳数块。单是一块豆腐乳含盐量就能达到5克，这与世界卫生组织规定的每日摄入标准盐量相差无几，因此，高血压患者应严禁多食豆腐乳。

咖啡

　　虽然一项最新的研究表明，每天喝1～2杯咖啡的人不易患上高血压。但是，大部分医生仍旧认为高血压患者应远离咖啡因，尤其是在情绪紧张的时候。因为精神压力与咖啡因会一起把血压升到不利于健康的高度。

酒品

　　过量饮酒会对心肌细胞造成损害,一旦患上高血压或其他心血管疾病就一定要戒酒。

　　对于习惯经常饮酒的成年人来说,完全禁止饮酒是很难的,所以最好、最现实的办法是逐渐减少饮酒次数,并保证每次喝的量不要过多。

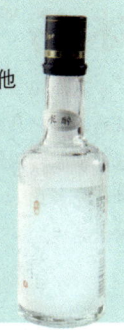

炒货

　　健康人群吃大量炒货容易导致上火,出现嘴里起泡、嘴唇干裂等症状,时间长了还容易发胖。高血压患者更应杜绝食用这类容易上火的零食,否则后果会比健康人群严重得多,如出现咽喉肿痛、鼻红眼赤、嘴角皲裂、牙龈肿痛等症状。

油炸食品

　　高血压患者不仅要严格控制钠盐的摄入量,同时也要控制油脂的摄入量。所以,戒盐与戒油炸食品对高血压患者来说是同等重要的。虽然油脂是人体所需的营养元素之一,但高血压患者要严格控制食用油炸食品,否则可能有高血栓及动脉粥样硬化恶化的情况。

冰品

　　冰品也就是我们平常所说的冷饮类零食。对心脏病、高血压患者来说,突然食用大量冰品会刺激肠胃,使血管骤然收缩,引起血压升高。为了避免造成这种危险后果,心血管疾病、高血压患者是绝对不能吃太多冰品的。

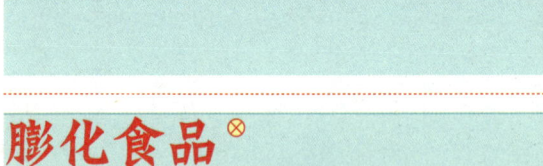

膨化食品

　　一般情况下,患高血压的风险随着年龄的增长而呈上升趋势。不过,近年发现,儿童也很有可能患上这种顽固疾病。比如,爱吃膨化食品的孩子就容易患肥胖、高血压等疾病。

　　其实,这种现象并不难理解,因为膨化食品普遍高盐、高糖、高味精,味道虽诱人,但会对孩子正在成长的身体造成极为不利的影响。

柚子

　　柚子营养丰富,味道独特,是对健康有益的水果。但是对高血压患者来说,柚子是不能随便吃的。因为,柚子有可能会与高血压患者日常服用的药物发生化学反应,甚至可能会增加该药物在血液中的浓度,从而使血压大幅下降,对高血压患者的身体健康造成一定的威胁。

第三章 建议的常用中药

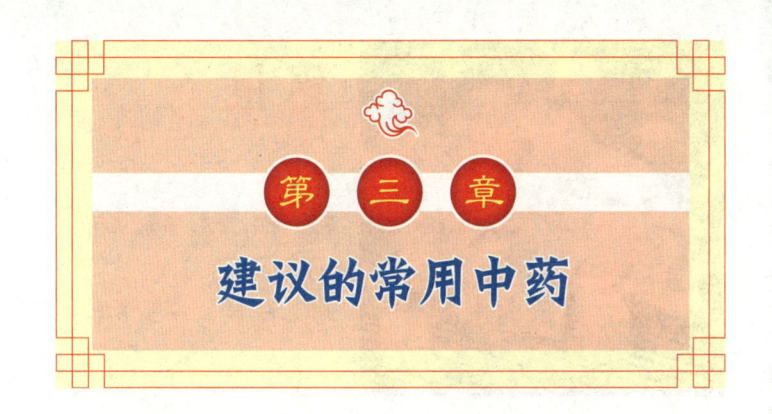

药膳可以调理身体。从古代开始,我国医学界和营养学界就主张此种介于"药"与"食"之间的特殊膳食。

简单地说,药膳是以中医药学为依据,以实现人体"阴阳平衡"为原理,搭配普通食材烹制而出的餐点。

由于中药汤剂多有苦味,人们多畏其苦。而药膳使用的多为药、食两用之品,且有食品的色、香、味等特性,通过精细的烹调,美味可口。

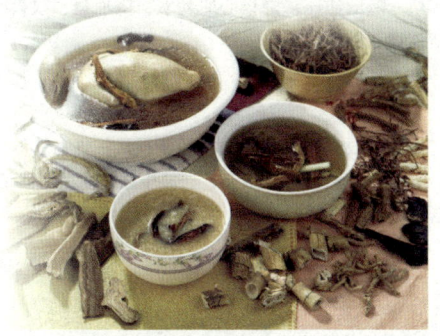

但是,大家也不能盲目地烹制或食用药膳。家庭药膳的配方,一定要有科学依据,或经专人指点。总之,服食药膳是有讲究及规律的,既不能把药膳神秘化,也不可把药膳庸俗化。

高血压患者可用药膳来辅助降血压

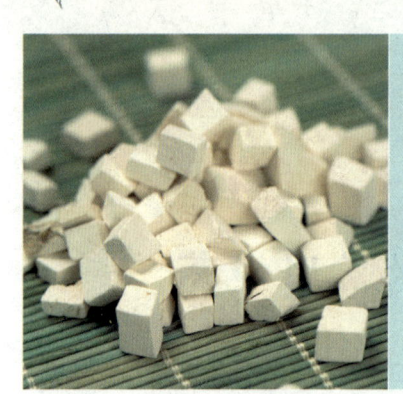

葛根

别名
葛条、粉葛、甘葛、葛藤、葛麻

性味归经
味甘、辛,性平;归脾、胃经。

葛根为豆科植物野葛或甘葛藤的干燥根,呈纵切的长方形厚片或小方块。葛根外皮为淡棕色,有纵皱纹,粗糙,切面黄白色。质韧,纤维性强。主产于湖南、浙江、河南和广东等地,生长在山坡草丛中、路旁及较阴湿的地方。近年来,葛根的医疗保健价值已逐渐为人们所认识,并成为人们喜爱的保健食品。

【保健功效】

降低血压、降低心肌耗氧、降血糖、改善心肌代谢、增加冠状动脉血流量、抑菌、解热

【药理作用】

葛根中的黄酮类物质和葛根素扩张血管的作用非常显著,可以明显扩张冠状动脉血管,从而达到减少血管阻力、降低血压的目的。

国医小课堂

◎煎服,10～15克/日。
◎以颜色白皙、筋少、粉足者为佳。
◎中气虚而热郁于胃者不宜服用葛根。

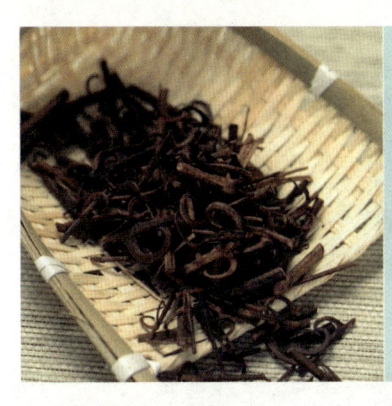

钩藤

别名

钩藤、钩藤钩子、嫩钩钩、金钩藤、挂钩藤

性味归经

味甘,性凉,归肝、心包经。

钩藤为茜草科植物大叶钩藤、华钩藤及同属相近植物的带钩茎枝。

钩藤的表面呈红棕色或紫红色,有细纵纹;断面呈红棕色或淡黄色。长1~2.5厘米,直径0.2~0.5厘米,节茎上有对生的两个弯钩,也有单钩。质坚韧,不易折断。主要分布于广西、广东、湖北、湖南、浙江、江西等地。常与杜仲、天麻、甘草等配伍用于高血压的治疗。

【保健功效】

降血压、清热息风、平肝定惊、清火除热

【药理作用】

钩藤及其醇提取物对于颈总动脉血流的加压反射具有明显的抑制作用,可扩张血管。其中,钩藤总碱和钩藤碱降压效果明显。

国医小课堂

◎煎服,3~12克/日;入汤宜后下,不宜久煎。
◎应挑选质坚韧,断面黄棕色,皮部纤维性,髓部黄白色或中空,无臭,味淡的钩藤。
◎钩藤性凉,表虚自汗者慎用。

桃仁

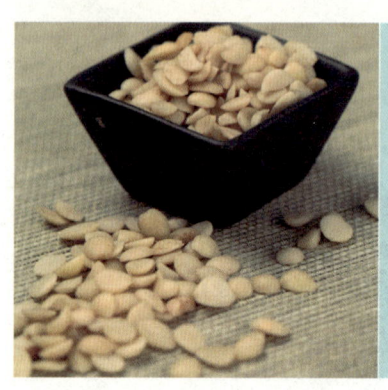

别名
光桃仁、桃核仁、山桃仁

性味归经
味苦、甘，性平，归心、肝、肺、大肠经。

桃仁为蔷薇科植物桃及同属近缘植物的干燥成熟种子，扁平状，呈卵形或椭圆形，长1～2厘米，宽0.8～1.2厘米，质脆。外表为红棕色，前端尖、中间膨大，有纵脉纹及密布细粒状突起。全国各地均有分布，其中以浙江兰溪地区所产者品质最好，江苏北部次之。

【保健功效】

降血压、润肠通便、活血祛瘀

【药理作用】

可改善血流阻滞和血行障碍状况，扩张脑血管及外周血管，降低血压。

国医小课堂

◎捣碎煎服，5～10克/日。
◎桃仁微含毒素，不可过量服用。
◎桃仁有活血功效，血虚者及孕妇不宜服用。
◎桃仁以丰满、仁衣色泽黄白、仁肉白净新鲜者为上品。
◎将桃仁用小火炒制，可增强其活血润燥的功效。

黄檗

别名
檗皮、元柏、檗木

性味归经
味苦，性寒；归肾、膀胱、大肠经。

黄檗为芸香科植物除去栓皮的树皮，厚3～6厘米，体轻质硬，易折断。外表面为黄褐色，内表面为暗黄色，断面为纤维状片状分层，呈深黄色。黄檗多分布于四川、湖北、湖南、陕西等地，且常与黄连、茯苓等中药一起入药。

保健功效

降血压、清热解毒、泻火燥湿、抗炎、抗消化道溃疡

药理作用

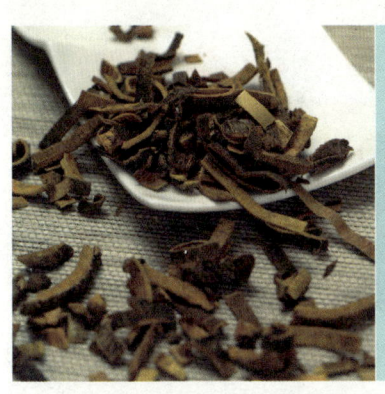

黄檗中含有的某种活性物质能够起到和肾上腺素一样的作用，可以稳定血流量，降低血压。

国医小课堂

◎煎服时3～12克/日；外用时要研末调敷或煎水浸洗。
◎以切面深黄色或鲜黄色、呈层片状、表面黄褐色或黄棕色者为佳。
◎黄檗有川黄檗和关黄檗两种，两者外形、功效相似，都呈板片或浅槽状，但关黄檗较薄。此外，若研磨成粉，以放入水中立刻变成黏状者为佳。
◎黄檗性寒，脾胃虚弱者忌服。

大黄

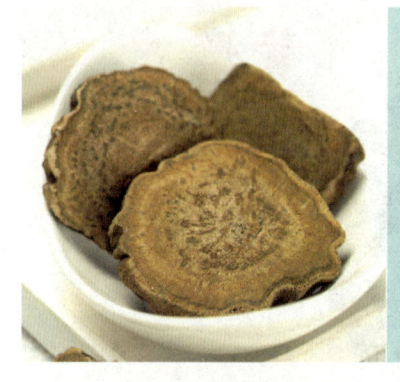

别名

苦大黄、黄良、火参、生军、川军

性味归经

味苦，性寒；归脾、胃、大肠、肝、心包经。

大黄为蓼科植物掌叶大黄、唐古特大黄或药用大黄的干燥根及根茎。呈类圆柱形、圆锥形、卵圆形或不规则块状，长3～17厘米，直径为3～10厘米，通常切片使用，质坚实而脆。

表面呈棕褐色，有密集横纹。断面呈淡红棕色或黄棕色，显颗粒性；根茎髓部宽广，有星点环列或散布。分布于四川、甘肃、青海等地。常与山楂、甘草等配伍用于高血压的防治。

保健功效

降血压、降低胆固醇、清热泻火、泻下攻积、健胃、止血

药理作用

大黄鞣质可抑制血管紧张素转换酶活性，减少血管紧张素的生成；大黄不但可以降低血压，还具有利尿作用。

国医小课堂

◎煎汤，3～10克/日；研末，1～1.5克/次。
◎外皮棕褐色、断面淡红棕色、气清香、味苦微涩、嚼起来黏牙、有沙砾感的为上品。
◎孕妇和月经期、哺乳期女性忌服。

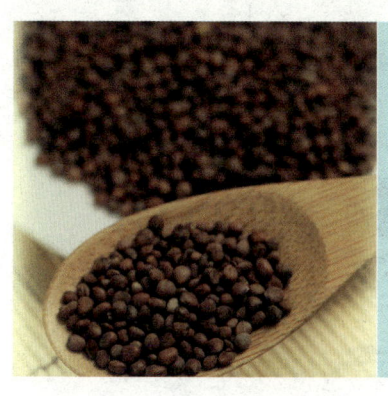

莱菔子

别名
萝卜子、萝白子

性味归经
味辛、甘,性平;归脾、胃、肺经。

莱菔子为十字花科植物萝卜的成熟种子,为类卵圆形或椭圆形,稍扁,长2.5~4毫米,宽2~3毫米。种子表面呈黄棕色、红棕色或灰棕色,一端有深棕色圆形种脐,一侧有数条纵沟,种皮薄而脆。横切面可见白色种仁,富油性。研究证明,莱菔子含有芥子碱硫酸氢盐等多种成分。

【 保健功效 】

降血压、行气消胀、预防各类肠道疾病、抗菌、抗病毒

【 药理作用 】

莱菔子具有显著的降压作用,采用持续微量静脉注射其提取物的方法,能抑制急性缺氧导致的肺动脉高压(该方法需由医师进行操作),从而减少降低体动脉压的副作用,降压效果显著。

国医小课堂

◎煎服,6~10克/日。
◎以粒大、饱满、坚实、外皮红棕色、无杂质者为佳。
◎莱菔子不宜与人参同服。
◎气虚痰滞者不宜服用莱菔子。

莲子心

别名
薏、苦薏、莲薏、莲心

性味归经
味苦，性寒；归心、肾经。

莲子为睡莲科植物莲的成熟种子，长1.3～1.7厘米，直径0.8～1.2厘米。质坚硬，有粉性。种皮薄，不易剥离，表面为浅黄色至红棕色，有细纵纹。横切面为黄白色，肥厚，中央有空隙，有绿色的莲子心。其主产于湖南、湖北、福建、江苏、浙江等地。

【保健功效】

降血压、降血脂、清心安神、安胎止血

【药理作用】

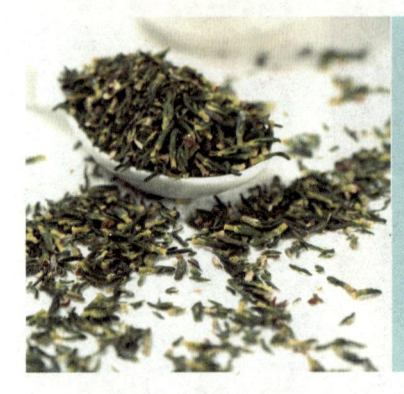

莲子心所含的甲基莲心碱能够作用于血管平滑肌，降低血管阻力和血压；莲心碱转化物季铵盐的降压效果也十分显著，而且作用时间比甲基莲心碱更长。

国医小课堂

◎煎服，1.5～3克/日。
◎以黄白色、质脆、易折断、断面有多数小孔、无异味、嚼起来味极苦者为佳。
◎肠胃功能不佳、便秘者不宜食用。

杏仁

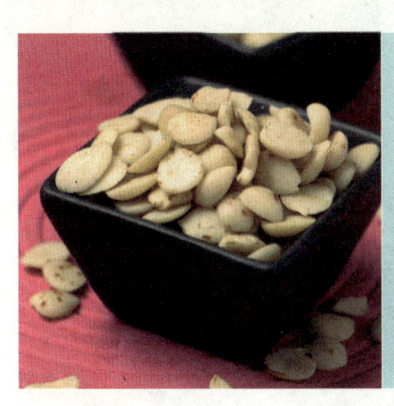

别名
杏核仁、杏子、木落子、苦杏仁、杏梅仁

性味归经
味苦，性温；归肺、脾、大肠经。

杏仁主要分布于东北、华北各省及四川、陕西等地，为蔷薇科植物山杏的干燥成熟种子，呈扁扇形，长1～1.6厘米，厚0.5～0.9厘米。外皮呈红棕色或深棕色，从基部开始有向上披散的纹理，有两片比较大的白色子叶。横切面呈黄色或者红棕色，有颗粒、放射性纹理。杏仁富含蛋白质、脂肪、糖类等多种营养成分，是日常生活中的保健食品。

【保健功效】

降血压、预防血液凝结、预防动脉粥样硬化、预防心脏病

【药理作用】

杏仁中富含维生素E和精氨酸，可降低低密度脂蛋白的浓度，从而降低血管阻塞的概率。

杏仁中含有的多不饱和脂肪酸，能够降低低密度脂蛋白胆固醇的含量，减少血管病变发生的概率，保持血管健康。

国医小课堂

◎咳嗽、便秘者慎服。
◎杏仁以颗粒均匀肥大、饱满、不发油者为佳。

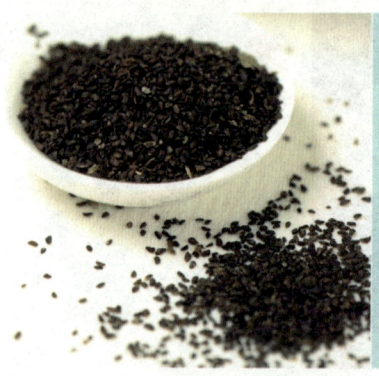

车前子

别名
牛舌草子、车前实、虾蟆衣子、猪耳朵穗子、凤眼前仁

性味归经
味甘,性微寒,归肝、肾、肺、小肠经。

车前子为车前科植物车前或平车前的干燥成熟种子,呈椭圆形、不规则长圆形或三角状长圆形,略扁,颗粒饱满均匀,长约2毫米,宽约1毫米,质硬。表面呈黄棕色或黑褐色,有细纹,一面有灰白色凹点状种脐。断面为灰白色或淡黄色。

保健功效

降血压、利尿、渗湿止泻、清热祛痰

药理作用

车前子大剂量使用时具有降压效果,若用9~18克的车前子泡茶饮用,可有效降压。

国医小课堂

◎煎服,9~18克/日,包煎;外用时取适量车前子,水煎洗或研末调敷。
◎在选购车前子时,以粒大、饱满、色棕红、气微、味淡、嚼起来带黏性者为佳。
◎肾虚精滑者不宜服用车前子。
◎大剂量使用车前子降压时,可能会有胃部不适等症状,因此胃功能不佳者需要控制用量。

杜仲

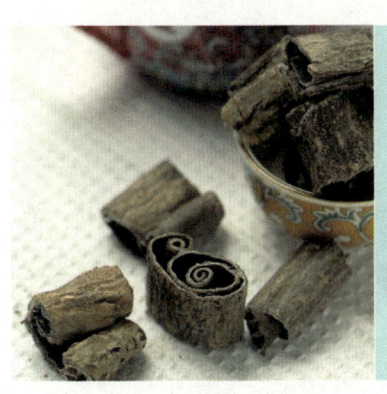

别名
思仲、扯丝皮、玉丝皮、北仲、厚杜仲、制杜仲

性味归经
味甘，性温；归肝、肾经。

杜仲呈板片状或两边向内卷状，大小不一，厚3～7毫米。外表面淡棕色或灰褐色，有明显的皱纹或纵裂槽纹；有的树皮较薄，未去粗皮，可见明显的皮孔；内表面暗紫色，光滑。

杜仲质脆，易折断，断面有细密、银白色、弹性较好的橡胶丝相连。杜仲野生于山林中，主要分布于华中、华西等地。

杜仲含有丰富的杜仲胶、果胶、生物碱、维生素C等多种营养成分，被广泛应用于日常保健与食疗中。

【 保健功效 】

降血压、降血脂、补益肝肾、强壮筋骨、利尿、抗炎

【 药理作用 】

杜仲含有的特殊因子具有扩张血管、降低血压、减少胆固醇吸收等功效，可防治高血压，降低低密度脂蛋白的含量，预防动脉粥样硬化。

国医小课堂

◎煎服，10～15克/日。
◎以外表灰褐色、卷筒状、粗长、皮厚、有香气者为佳。

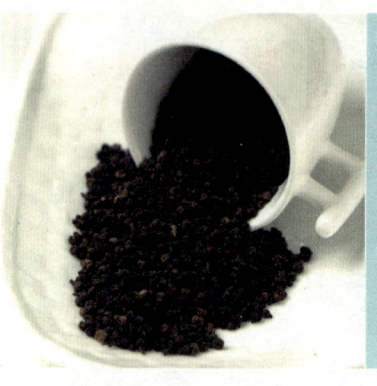

吴茱萸

别名
曲药子、伏辣子、茶辣、臭泡子

性味归经
味辛、苦,性热;归肝、脾、胃、肾经。

吴茱萸为芸香科植物吴茱萸的近成熟果实,呈五棱状扁球形,直径2~5毫米,厚1.5~3毫米。表面呈绿色或绿褐色,粗糙。横切面可见子房5室,每室有淡黄色种子1~2颗。吴茱萸喜欢生长在温暖地带的山地、路旁或疏林下,主要分布于广东、广西、贵州、云南、四川等地。

保健功效

降血压、助阳散寒、降逆止泻

药理作用

吴茱萸可以扩张外周血管,降低血压。若用吴茱萸粉加醋调糊敷于涌泉穴,可以治疗轻度和中度高血压。

国医小课堂

◎煎服,1.5~4.5克/日。
◎选购时以果实呈五角状扁球形、表面暗黄绿色至褐色、基部残留被有黄色茸毛的果梗、气芳香浓郁、味辛辣而苦者为佳。
◎阴虚火旺者忌服。
◎肠虚泄者忌服。

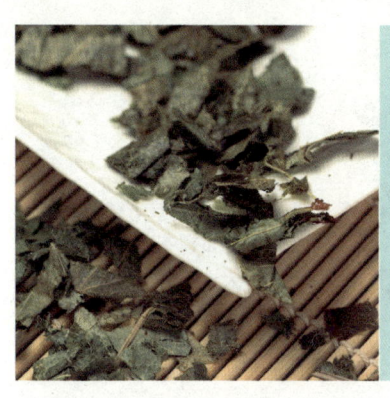

淫羊藿

别名
刚前、仙灵脾、放杖草、弃杖草、千两金

性味归经
味辛、甘,性温,归肝、肾经。

淫羊藿主要分布于华北、华中、华南各地,为小檗科植物淫羊藿及近缘植物的全草。长4～7厘米,宽3～4厘米,先端宽阔锐尖,边缘具锯齿,基部深心形,侧生小叶不对称,外侧有小尖头。花成聚伞状圆锥花序,通常为白色,花梗有腺毛。

【 保健功效 】

降血压、补肾壮阳、祛风除湿、预防骨质疏松

【 药理作用 】

淫羊藿中的降压成分为淫羊藿苷,其可抑制阻断双侧颈总动脉加压反射,抑制交感神经节前纤维所致的瞬膜收缩反应,具有提高免疫力、抗衰老、降压、平喘等作用。

国医小课堂

◎煎服,6～12克/日。
◎以无根茎、叶片多、色带绿者为上选。
◎用药后口干,宜多喝水。
◎有口干、潮热、盗汗等症状者不宜服用淫羊藿。

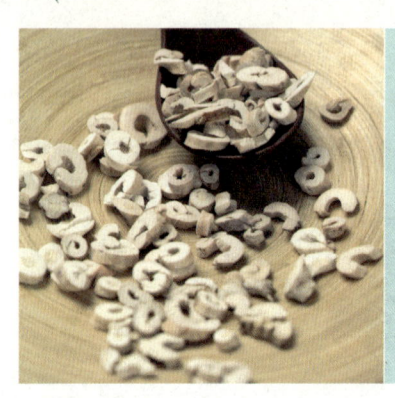

牡丹皮

别名
萝丹皮、粉丹皮、木芍药、条丹皮、洛阳花

性味归经
味苦、甘,性微寒;归心、肝、肾经。

牡丹在全国各地均有分布,而牡丹皮是其干燥根皮,外形呈圆筒状或半圆筒状,向内卷曲,长3～20厘米,厚0.5～1.5厘米,质硬而脆,容易折断。外表面为灰褐色,内表面为淡棕色或灰黄色。断面不平坦,呈淡黄色而微红。

【保健功效】

降血压、清热凉血、活血化瘀、抑菌消炎

【药理作用】

牡丹皮降压效果显著,煎液后服用效果更佳。一般情况下,高血压患者服用牡丹皮后3～5日,就可有效改善高血压的症状,并降低血压值。

国医小课堂

◎生用可以清热凉血,酒炙用可以活血祛瘀。
◎煎服,6～12克/日。
◎以条粗长、皮厚、粉性足、香气浓、结晶状物质多者为佳。
◎血虚有寒、月经过多者不宜服用。
◎孕妇忌服。

三七

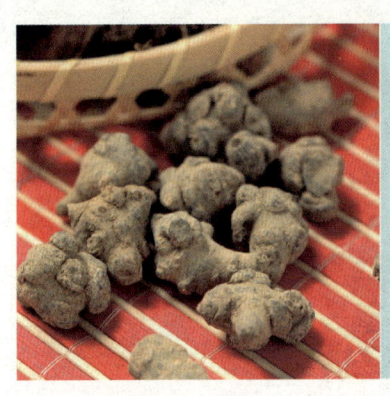

别名
田三七、参三七、山漆、田七、盘龙七

性味归经
味甘、微苦,性温;归肝、胃经。

三七分布于云南、广西、贵州、四川等地,云南文山州和广西靖西县、那坡县所产的三七质量较好,为地道药材。其为五加科植物三七的干燥根,呈圆锥形或纺锤形,长3~5厘米,直径0.3~3厘米,个大质坚、体重皮细、周围有瘤状小突点。外表呈青黑色,有光泽。断面呈灰褐色。三七含皂苷、黄酮苷、淀粉、蛋白质等多种成分,是治疗高血压,各种内、外出血症的常用药。

保健功效

降血压、活血祛瘀、止血散血、降低血脂及胆固醇、保护肝脏

药理作用

三七可扩张血管,减轻冠状动脉阻力,具有降压作用。其中,三七总皂苷和单体皂苷可降低主动脉压,舒张压下降幅度比收缩压大,其降压程度与剂量相关。

国医小课堂

◎煎服,3~10克/日。
◎以体重、质坚、表面光滑、断面灰绿色或黄绿色者为佳。

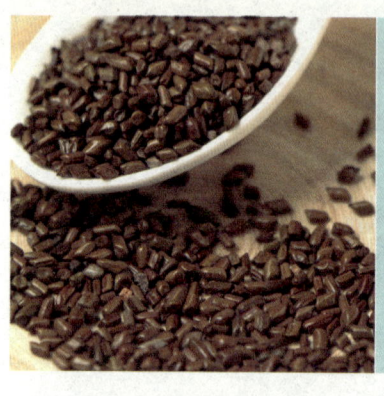

决明子

别名

还瞳子、假绿豆、马蹄子、草决明、羊明、羊角、马蹄决明

性味归经

味甘、苦、咸，性微寒，归肝、大肠经。

决明子在全国大部分地区均有分布，为豆科植物决明的干燥成熟种子，呈菱方形，一端稍平，一端稍尖状如马蹄，长3～7毫米，宽2～4毫米。质坚硬，不易破碎。表面呈绿棕色或暗棕色，平滑而有光泽。断面可见种皮和两片折曲的黄色子叶。

用决明子炒黄末代茶饮，具有很好的预防和治疗疾病的功效。

保健功效

降血压、清热明目、润肠通便

药理作用

决明子所含的植物固醇及大黄素、大黄酸对人体有明显的降血压功效，同时还可有效抑制血清总胆固醇水平，提高高密度脂蛋白的含量，改善血脂分布，从而预防高血压患者并发高血脂。

国医小课堂

◎煎服，10～15克/日；或入丸、散；或泡茶饮。
◎以种粒饱满、色绿棕者为佳。
◎脾胃虚寒，气血不足者不宜服用。

天麻

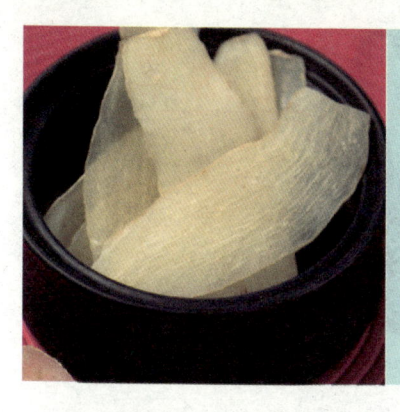

别名
赤箭、明天麻、赤箭根、白龙草

性味归经
味甘、辛,性平,归肝经。

天麻在全国各地均有分布,为兰科植物天麻的干燥块茎。其呈长椭圆形,长6~10厘米,宽2~5厘米,厚0.5~2厘米,质坚而不易折断。外表呈黄色或淡黄棕色,一端有红棕色的芽孢,另一端为圆脐形疤痕,表面有麻点。断面平坦,半透明,呈黄白色或淡棕色。

保健功效

降血压、平肝息风、祛风通络

药理作用

天麻含有天麻苷、香草醛、香荚兰醇、维生素A等多种有效成分,可减慢心率,增强心脏排血量,减少心肌耗氧量,促进心脑血流量,降低脑血管阻力,从而达到降低血压的目的。

国医小课堂

◎煎汤,3~10克/日;研末,1~1.5克/次。
◎宜选购切面半透明、光泽明亮、无空心者。
◎天麻不宜与御风草根同服,否则会有引起肠结的危险。
◎气虚者慎服天麻。

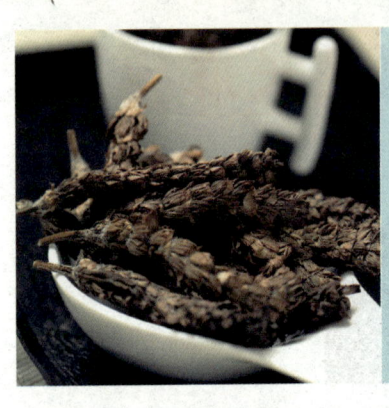

夏枯草

别名
铁色草、下枯草、血见愁

性味归经
味苦、辛,性寒;归肝、胆经。

夏枯草主产于江苏、安徽、浙江、河南等地,其他各省亦有生产,为双子叶植物唇形科夏枯草的干燥花序或果穗,全穗由数轮至十数轮宿萼与苞片组成,外形像长形的宝塔,花穗如鸡毛掸子状排列,长2.5～6厘米,直径1～1.5厘米。外表呈棕色或淡紫褐色。断面可见4颗小坚果,呈卵圆形,棕色有光泽、细纹。

保健功效

降血压、清肝泻火、解郁散结、消肿解毒

药理作用

夏枯草含钾量高,其茎、叶、穗及全草都具有降低血压的功效,不过穗的作用稍弱。研究发现,夏枯草的水浸出液具有显著的降压作用,夏枯草总皂苷腹腔注射可有效缓解、降低舒张压和收缩压。

国医小课堂

◎煎服,9～30克/日。
◎以穗大、色棕、摇之作响者为上选。
◎脾胃虚弱者慎用夏枯草。

酸枣仁

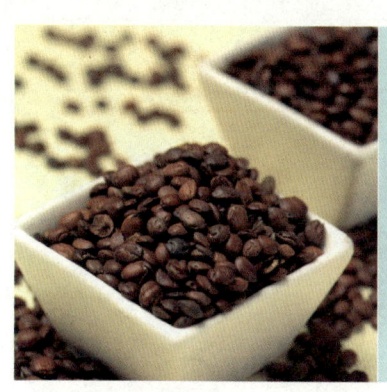

别名
酸枣子、刺枣、枣仁、酸枣核

性味归经
味甘、酸,性平;归心、脾、肝、胆经。

酸枣生长于阳坡或干燥瘠土处,常形成灌木丛,其主要分布在辽宁、内蒙古、河北、河南、山东等地,酸枣仁为鼠李科植物酸枣的种子,呈扁圆形或椭圆形,长5~8毫米,宽4~6毫米,厚2~3毫米,外皮薄而坚硬。表面赤褐色至紫褐色,有光泽。未成熟者色浅或发黄,光滑。一端较平坦,中央有一条隆起线或纵纹,另一端微隆起,边缘略薄。外皮内有种仁,断面可见类白色胚乳黏附在种皮内侧。

【 保健功效 】

镇痛、降血压、催眠、养肝、宁心、安神、敛汗

【 药理作用 】

酸枣仁含有酸枣皂苷、维生素C等多种成分,可改善高血压患者的烦躁失眠、头晕、健忘等症状。另外,酸枣仁的外层薄皮可起到持续降低血压的作用。

国医小课堂

◎煎服,6~15克;或入丸、散。
◎以粒大、有光泽、外皮红棕色、种仁色黄白者为佳。

鹿茸

别名
花鹿

性味归经
味甘、咸，性温；归肝、肾经。

鹿茸是雄鹿的嫩角没有长成硬骨时制取的药材，呈圆形或椭圆形，直径3厘米左右，外皮红棕色。通常含血液，并有一两个分枝，多光润，表面密生红黄或棕黄色细茸毛，皮茸紧贴，不易剥离。横切片体轻，断面呈蜂窝状，组织致密。

【 保健功效 】

降血压、补肾益精、抗疲劳

【 药理作用 】

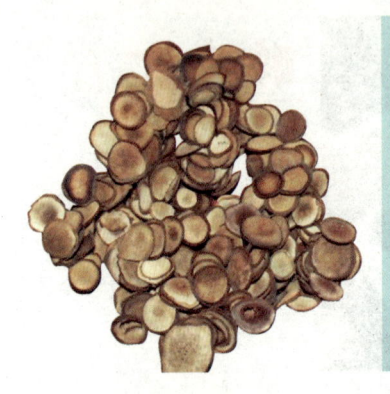

鹿茸中具有降压功效的成分为溶血磷脂酰胆碱，大剂量使用鹿茸可扩张外周血管，降低血液流通的阻力，从而达到降低血压的目的。

国医小课堂

◎研末吞服，1～2克/次。
◎外皮平滑，呈红棕色或棕色，上部毛密柔顺，布有棕黄色或红黄色茸毛，横切面黄白色，有蜂窝状，细孔明显，气微腥，味咸的为上选。
◎假鹿茸片的外形也类似圆形，但厚薄不均，直径为1.5～3.5厘米，外皮呈灰褐色，毛短。切断面棕紫色，无蜂窝状细孔，偶有圆点，外毛皮可剥离。患者在购买时应仔细辨认。

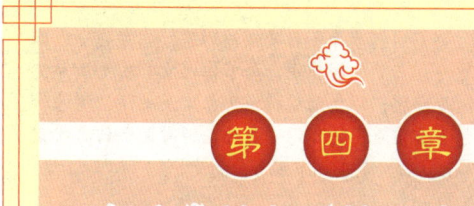

第四章
有效降低血压的13种营养素

钠是我们日常生活不可或缺的一种重要元素，它可以调节人体的各项生理机能，维持身体渗透压、酸碱值及水分的平衡。然而，如果钠的摄入量过多，容易导致体内水分潴留，血液量增加，最终导致血压上升，同时还会加重心脏和动脉的负担。

可见，钠是高血压患者饮食中的降压大敌。专家指出，高血压患者每天钠的摄入量最好控制在2.4克以内。

在我们的日常饮食中，除了盐，还有很多调味料、零食，甚至天然食物都含有钠。那么，如何减少钠的摄入呢？我们在计算每日钠摄取量时，应把来自各类食物的钠含量加在一起才准确。

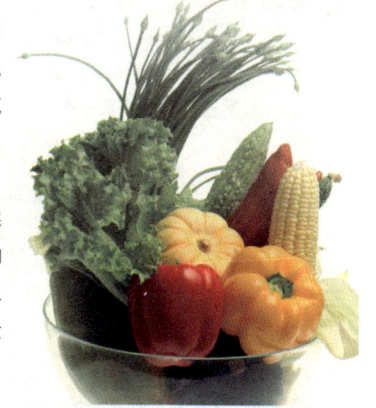

高血压患者宜多食用一些清淡的蔬菜

钾

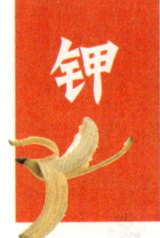

钾是维持生命不可或缺的物质，它存在于人体细胞内，与钠共同作用，调节体内水分的平衡并使心跳规律化，对协助维持血压稳定及神经活动的传导起着非常重要的作用。另外，钾有助于钠的代谢与排出，因此具有调节血压的功能。

【缺乏症状】

食欲不振、疲乏无力、头昏嗜睡、口干舌燥、胃肠蠕动迟缓、心跳减弱、神经传导失常、呼吸困难、恶心呕吐、心律不齐

【保健功效】

调节血压、排除代谢多余的钠、利尿消肿、调节体内酸碱平衡、维持神经健康、协助肌肉收缩、刺激肠道蠕动、维持动脉健康、规律心跳

【食物来源】

含钾的食物包括糙米、香蕉、橙子、柑橘、榴梿、柚子、桂圆、猕猴桃、南瓜、茼蒿、菠菜、空心菜、韭菜、胡萝卜、香菇、黄豆、杏仁及各种饮品，包括橙汁、咖啡和茶等。

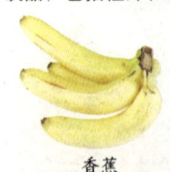

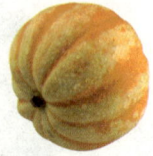

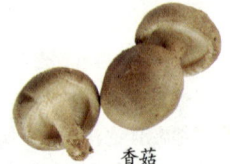

香蕉　　　　　南瓜　　　　　香菇

国医小课堂

◎钾易溶于水，在烹饪含钾的蔬菜时应避免长时间水煮与浸泡。
◎当钾含量较高时，便会流向细胞外，排挤原本存在于细胞外的钠，以防止过多的钠造成水分潴留，进而产生血液量上升、血压升高等症状。因此，钾也不宜过量摄取。

镁

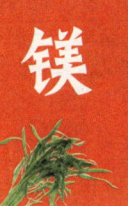

镁是生物体正常生命活动及新陈代谢过程中必不可少的元素，尤其是能够维持心脏的正常运作。它能辅助心脏顺利收缩、跳动，将血液运送至全身。如果人体内镁的含量不足，容易造成血管收缩，进而导致血压上升。

【缺乏症状】

出现心悸、引起动脉粥样硬化、食欲不振、情绪焦虑暴躁、易过敏、心律不齐、失眠多梦、虚弱无力、肌肉痉挛、血压升高

【保健功效】

调节血压、降低胆固醇、保护心脏机能、调节体内酸碱平衡、协助合成蛋白质、促进细胞新陈代谢、激活多种酶的活性、维持神经肌肉的兴奋性、维持激素正常运作、促进骨骼生长

【食物来源】

含镁的食物包括小麦胚芽、燕麦、糙米、紫菜、花生、核桃、杏仁、牛奶、黄豆、鲑鱼、鲤鱼、鳕鱼、绿色蔬菜、大蒜、柠檬、苹果、香蕉、巧克力等。

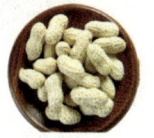

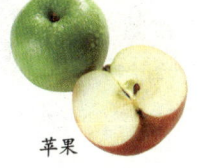

| 紫菜 | 花生 | 苹果 |

国医小课堂

镁与钙、磷对人体的作用是有关联的。通常情况下，钙、磷与镁摄入量之比为5∶3∶1。如果其中一样摄入过多或过少，将会影响其他营养素的摄入，进而影响健康。

硒

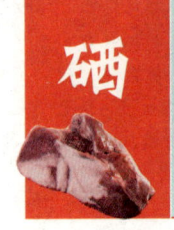

硒是人体制造前列腺素不可或缺的元素，而前列腺素具有控制血压的功能。另外，如果人体血硒水平降低，会导致体内清除自由基的功能减退，造成有害物质沉积增多、血压升高、血管壁变厚、血管弹性降低，从而导致心脑血管疾病的发病率升高。

【缺乏症状】

心跳加快、肌肉疼痛、心脏衰竭、关节病变、发育迟缓、白化症

【保健功效】

降低血压、防癌抗癌、活化淋巴系统、延缓衰老、预防动脉粥样硬化、降低血糖、增加抗体、缓解关节炎症状

【食物来源】

含硒的食物包括小麦胚芽、糙米、燕麦、动物肝脏、瘦肉、海鲜、大蒜、洋葱和南瓜等。

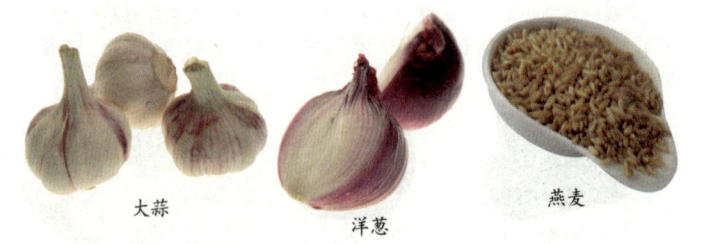

大蒜　　洋葱　　燕麦

国医小课堂

◎因为维生素C会阻碍硒的吸收，所以高血压患者应错开两者的服用时间。
◎硒被称为人体微量元素中的"抗癌之王"。

钙

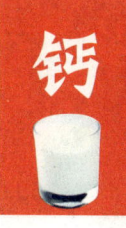

人体中的矿物质约占体重的5%,钙约占体重的2%。人体中的钙大部分分布在骨骼和牙齿中,约占总量的99%,其余1%分布在血液、细胞间液及软组织中。血液中的钙具有降低血脂的功能,从而起到强化、扩张动脉血管的作用,达到降低血压的目的。

【缺乏症状】

骨骼发育不良、骨质疏松和软化、腰背酸痛、肌肉痉挛、疲倦乏力

【保健功效】

降低血压、有助于睡眠、帮助血液凝集、协助铁的代谢、预防直肠癌、维持心律规则、促进神经系统的机能、控制肌肉收缩、强化骨骼与牙齿、维持酸碱平衡、促进体内多种酶的活动

【食物来源】

含钙的食物包括芹菜、菜花、紫甘蓝、芥蓝、黄豆、豆腐、牛奶、酸奶、紫菜、虾仁等。

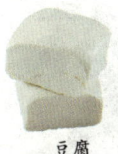

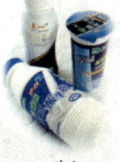

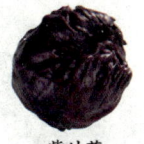

豆腐　　酸奶　　紫甘蓝

国医小课堂

◎咖啡、茶、可乐及盐摄入量过高都可导致钙的流失。
◎蛋白质与维生素D有利于钙质的吸收,可同时补充。
◎多晒太阳也有助于钙质的吸收。
◎钙质虽好但也应坚持适量的原则。如果摄入过量会影响人体对铁、锌等矿物质的吸收。

膳食纤维

膳食纤维能促进肠胃蠕动，缩短食物残渣通过的时间，抑制脂肪与钠的吸收，有降低血压的作用。另外，膳食纤维还可以吸附胆酸，促使胆固醇转化为胆酸，也就降低了血液中胆固醇的浓度，具有预防高血压、高血脂与心脏病的功效。

【缺乏症状】

便秘、疲乏无力、头痛、皮肤粗糙、肠道坏菌丛生

【保健功效】

调节血压、增加饱足感、调节糖类代谢、降低胰岛素和甘油三酯、降低血液中胆固醇的含量、预防动脉粥样硬化、促进肠道蠕动、缓解便秘、调整肠道细菌生态

【食物来源】

富含膳食纤维的食物包括豆类、蔬菜类、海藻类、水果类、全谷类等。

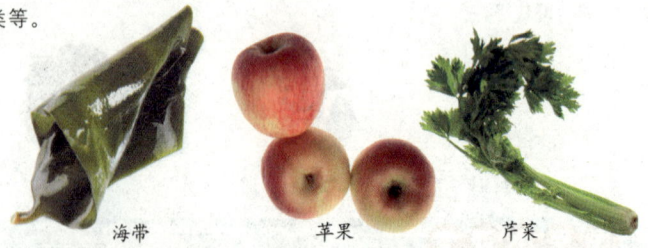

海带　　　　苹果　　　　芹菜

国医小课堂

膳食纤维有妨碍人体消化与吸附营养的副作用。因此，过量摄食膳食纤维会致腹部不适，如增加肠蠕动和增加产气量等，影响其他营养素如蛋白质的消化和钙、铁等矿物质的吸收。

烟酸

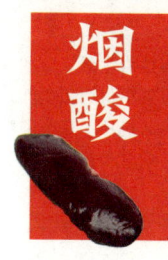

烟酸是人体必需的13种维生素之一，是一种水溶性维生素，属于B族维生素范畴，与烟酰胺统称为维生素B_3或维生素PP，具有降低胆固醇与甘油三酯的功效，同时可以扩张血管、促进血液循环，对降低血压也很有帮助。

缺乏症状

失眠、健忘、癞皮病、神经系统退化、精神分裂、倦怠烦躁、食欲不振、舌炎、口角炎、皮肤炎、消化不良、腹泻

保健功效

促进血液循环、降低血压、增加高密度脂蛋白、维持皮肤健康、稳定精神状态、治疗口腔和嘴唇发炎、促进消化、维持神经系统健康、协助性激素合成、分解碳水化合物、分解脂肪、分解蛋白质、预防及治疗偏头痛

食物来源

富含烟酸的食物包括糙米、小麦胚芽、芝麻、花生、乳制品、绿豆、鱼类、紫菜、动物内脏、牛肉、猪肉、鸡肉等。

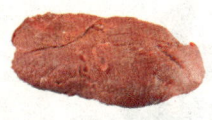

牛肉　　　鲤鱼

国医小课堂

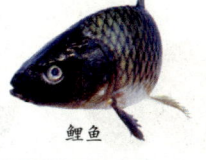

◎烟酸是少数存在于食物中且相对稳定的维生素，即使经烹调及长期储存亦不会大量流失。因此，高血压患者可以选择自己喜欢的方式烹制含烟酸的食物。

◎烟酸容易被人体小肠吸收，和别的B族维生素一样，仅有少量能贮留在体内，因此需要每天补充。

维生素C

维生素C又叫抗坏血酸，是一种水溶性维生素。它能将胆固醇氧化，变成胆酸排出。而血液中的胆固醇一旦减少，就能降低动脉粥样硬化发生的概率，保持血流畅通、血管健康，从而起到一定的调节和控制血压的作用。

【缺乏症状】

牙龈萎缩、牙龈出血、毛囊出血、缺铁性贫血、伤口不易愈合、免疫力下降、疲倦烦躁、骨骼发育不良、毛囊角质化、关节疼痛、皮肤色素沉淀

【保健功效】

调节血压、保护血管、预防维生素C缺乏病、促进胶原形成、降低胆固醇、抗氧化、增强免疫力、促进伤口愈合、增强白细胞活性、维持骨骼正常运作、促进小肠吸收铁和钙

【食物来源】

含有维生素C的食物包括番石榴、西红柿、橘子、柠檬、橙子、草莓、樱桃、猕猴桃、葡萄柚、绿色蔬菜等。

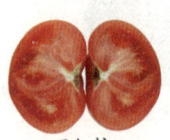

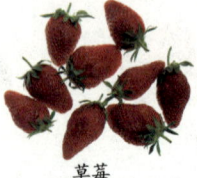

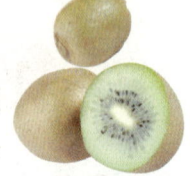

西红柿　　　　　草莓　　　　　猕猴桃

国医小课堂

◎肾结石患者不宜过多摄入维生素C，以免加重结石病情。
◎吸烟的人应多食含维生素C的食物，可有效减少体内尼古丁的含量。

胆碱

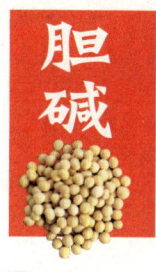

胆碱是B族维生素中的一种，又被称为维生素B₄，是亲脂肪性的维生素。其可以乳化脂肪、代谢脂肪、分解血液中的同型半胱氨酸，因而可以有保护血管健康，预防动脉粥样硬化，降低血压的功效。

【 缺乏症状 】

易患高血压、导致脂肪肝、动脉粥样硬化、记忆力衰退、大脑功能受损、肾脏功能受损

【 保健功效 】

降低血压、改善血液栓塞、调节胆囊、镇定安神、防治老年痴呆、改善心绞痛、代谢脂肪与胆固醇、维护大脑健康、维护肾脏功能、促进肝脏机能、提高记忆力

【 食物来源 】

富含胆碱的食物包括全谷类、菜花、圆白菜、蛋黄、豆类、牛肉、动物内脏、乳制品、各种坚果、酵母菌等。

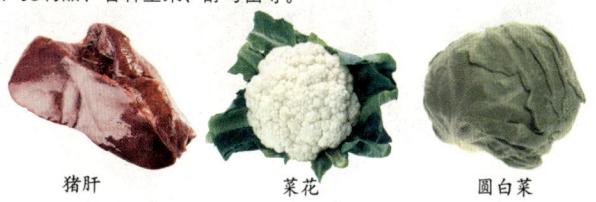

| 猪肝 | 菜花 | 圆白菜 |

国医小课堂

胆碱与叶酸、维生素B₁₂、氨基酸相互配合，才能发挥最大效用。因此，高血压患者应将富含这些营养素的食物搭配食用。

牛磺酸

牛磺酸是一种含硫的非蛋白氨基酸,其在人体内以游离状态存在,不参与体内蛋白的生物合成。

当肾上腺素的分泌较多且交感神经敏感时,血压会上升,而牛磺酸能抑制上述情况,从而避免人体因过分紧张、压力过大及盐分过量导致的血压居高不下。

【缺乏症状】

视力衰退、糖类代谢不佳、心律不齐

【保健功效】

调节血压、保护视力、消除疲劳、促进脂肪代谢、改善气喘和发炎症状、加速胆红素排泄、预防痉挛、预防动脉粥样硬化、稳定血糖、调节心律不齐

【食物来源】

含有牛磺酸的食物包括猪肉、牛肉、羊肉、鱼虾、贝类等。

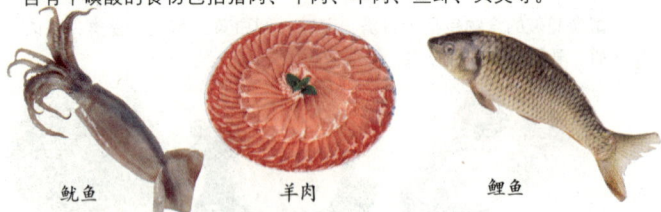

鱿鱼　　　　羊肉　　　　鲤鱼

国医小课堂

◎营养学家指出,牛磺酸易溶于水,将富含牛磺酸的食材煮为汤品,需连同汤汁一同食用,才能有利于牛磺酸的摄取。

◎牛磺酸没有毒性,几乎没有副作用,所以高血压患者可以放心摄入。

胜肽

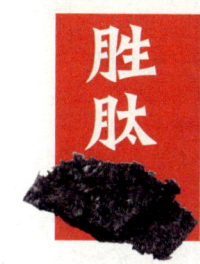

胜肽是人体中原本就存在的成分，是一种由氨基酸形成的链状结构。通常用于养颜美容的胜肽，因能抑制体内的血管紧张素转换酶与血管紧张素Ⅰ的相互作用，因而在降低血压方面也有显著疗效，可以缓解因血管内平滑肌收缩而导致的血压上升。

【缺乏症状】

免疫力下降、失眠多梦、皮肤暗淡无光

【保健功效】

降血压、降低胆固醇、增强机体免疫力、提升细胞机能、促进新陈代谢、促进钙质吸收、改善睡眠质量、调节激素分泌

【食物来源】

含有胜肽的食物包括小麦、玉米、稻米、荞麦、黄豆、绿豆、紫菜、鸡蛋、鸭蛋、沙丁鱼等。

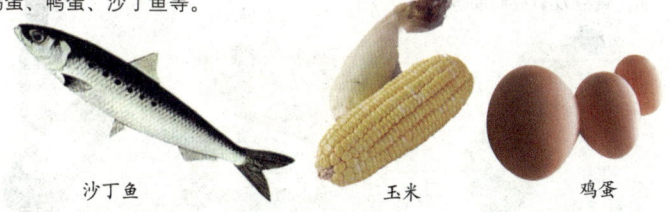

沙丁鱼　　玉米　　鸡蛋

国医小课堂

如果高血压患者因特殊体质，不宜食用胜肽类食物，也可用含有活性乳酸菌与儿茶素的食物代替，因为它们与胜肽的作用原理相似，都是通过抑制使血压上升的酶的活性，从而起到降压的功效。

此外，活性乳酸菌还能预防动脉粥样硬化，儿茶素能降低中性脂肪，均有助于心血管健康。

次亚麻油酸

次亚麻油酸是一种多不饱和脂肪酸，它与其他成分组合成一种类激素物质——前列腺素，参与人体多项重要代谢与循环工作。前列腺素有抗血栓、抗凝血与扩张血管的作用，可以有效降低血压并维持血液流通顺畅。

【缺乏症状】

感觉异常、视力模糊、肌肉无力、易患皮肤病

【保健功效】

调节血压、抗凝血、预防动脉粥样硬化、促进胰岛素作用、强化脑细胞及神经细胞、稳定血糖、促进前列腺素分泌、减缓关节发炎状态

【食物来源】

含有次亚麻油酸的食物包括燕麦、豆油、月见草油、葵花籽油、橄榄油、黄豆及黄豆制品等。

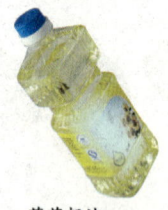

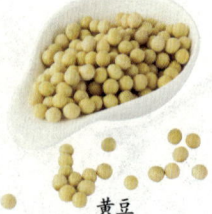

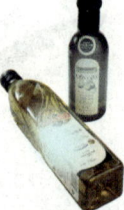

葵花籽油　　　　　黄豆　　　　　橄榄油

国医小课堂

在营养均衡、身体健康的状态下，人体内可以自行合成次亚麻油酸。但如果在营养不均衡或者承受巨大压力等情况下，次亚麻油酸的合成就会变少。因此，高血压患者应该保证营养均衡并避免承受太大的压力。

芦丁

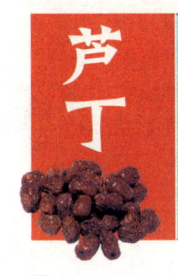

芦丁是从豆科植物槐树的花蕾中提取到的一种黄酮类化合物，其有助于恢复和保持毛细血管的正常作用。芦丁能够保护细小血管，增加血管壁的弹性，从而使血液流动顺畅。同时，它还能抑制使血压上升的酶的活性，预防血压上升。

缺乏症状

血管病变、免疫力下降、易引起视网膜黄斑部病变

保健功效

调节血压、强化微血管、抗凝血、降血脂、预防动脉粥样硬化、促进细胞增生、扩张冠状动脉、增进血管壁弹性

食物来源

含有芦丁的食物包括荞麦、红枣、山楂等。

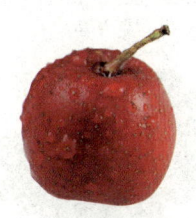

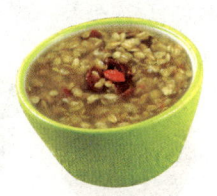

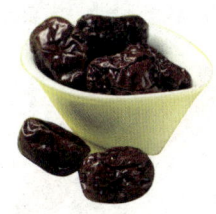

山楂　　　山楂荞麦粥　　　红枣

国医小课堂

◎芦丁与维生素C一同烹调食用，可强化彼此的作用。
◎高血压患者也可在医生的指导下，直接服用芦丁片，以强化调节血压。

黄酮

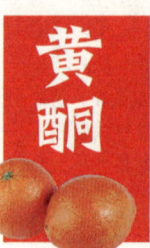

黄酮广泛存在于各种植物中，并以各种不尽相同的分子结构存在，如芸香苷、绿茶多酚等。其有高抗氧化力，可避免胆固醇氧化，预防动脉粥样硬化，具备抗血栓、扩张血管、增强血管壁弹性等功能，可使血液流动顺畅，从而起到调节血压的作用。

【缺乏症状】

免疫力下降、易衰老、血管老化

【保健功效】

调节血压、抗氧化、抗衰老、增强免疫力、调节血糖、改善血液循环、预防动脉粥样硬化、抑制癌细胞、预防阿尔茨海默病、抗凝血、清除自由基、降低低密度脂蛋白

【食物来源】

含有黄酮的食物包括胡萝卜、菜花、洋葱、黄豆、橙子、西红柿、柑橘、柠檬、草莓、苹果、葡萄、红酒、红茶、银杏、黑巧克力等。

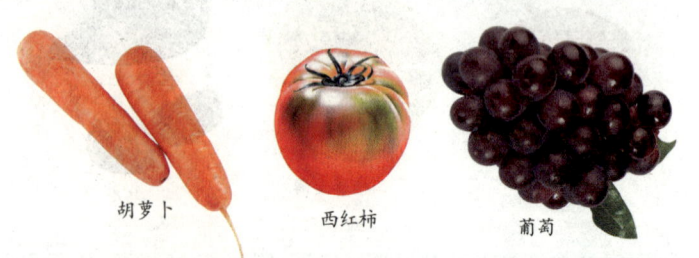

胡萝卜　　西红柿　　葡萄

国医小课堂

儿童、孕妇、哺乳期女性、妇科肿瘤患者及有妇科肿瘤家族病史者不宜食用黄酮制剂。

第五章
推荐的降压家常菜

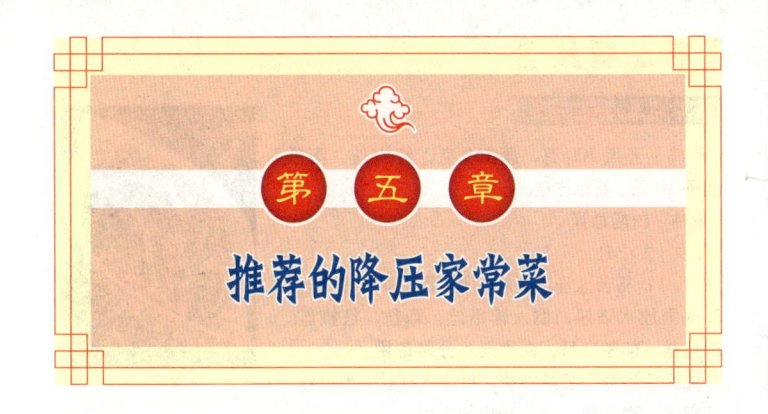

高血压患者可在厨房中有选择性地准备一些必备工具，如量杯、量勺等，它们可以帮助你更好地控制饮食，保持身体健康。

量杯一般为玻璃或塑料制品，其刻度为毫升。用以量取高汤、料酒等配料。

厨房用的量勺通常是用不锈钢或塑料制成的，标准的量勺通常是五件套，其汤匙依次为0.6毫升、1.2毫升、2.5毫升、5毫升、7.5毫升及15毫升。

蒸菜是最原汁原味的菜肴，既有营养又不用多放调料，最适合宜少盐、少糖、少脂肪的高血压患者食用。所以，一个经久耐用的蒸锅绝对是高血压患者的必需品！

在烹制高血压食疗菜的过程中，排在最前面的要求，就是必须采用新鲜食材。此时保鲜膜正好派上用场。

保鲜盒与保鲜膜一样，都可以保障食品的鲜度。高血压患者对食物的要求颇高，因此冰箱内食品的品种通常会比较丰富，因此经常要用到保鲜盒。

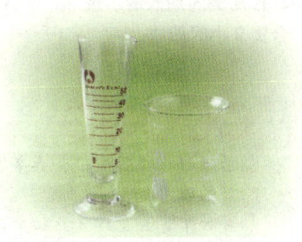

量杯是高血压患者的厨房必备工具

【苦瓜藕丝】

推荐指数 ★★★★

【材料】苦瓜300克,藕150克,红椒丝、南瓜丝各10克,姜丝适量。
【调料】白醋适量。
【盐量】1小匙。
【做法】1. 将苦瓜洗净去籽切丝,藕去皮洗净切丝。
2. 锅里放水烧沸,倒入苦瓜丝、藕丝、红椒丝、南瓜丝,加些白醋,汆烫至八分熟备用。
3. 油锅烧热后下姜丝炒香,再倒入藕丝、苦瓜丝、红椒丝、南瓜丝,加盐翻炒匀即可。

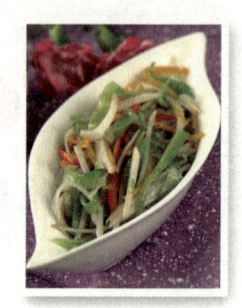

【薏米百合粥】

推荐指数 ★★★★

【材料】薏米50克,百合10克,粳米100克。
【调料】无。
【盐量】无。
【做法】1. 将粳米淘洗干净,将薏米、百合分别洗净浸透。
2. 在瓦煲内加入清水烧开,放入粳米、薏米、百合煲2小时即成。

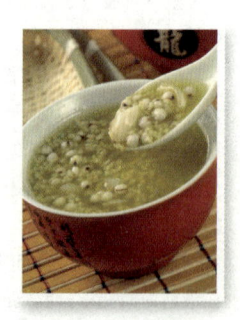

国医小课堂

◎薏米性凉味甘淡,营养丰富,含有人体必需的氨基酸,具有健脾除湿的作用。
◎百合中含有多种营养物质,如矿物质、维生素等,这些物质能促进机体营养代谢,使机体抗疲劳、耐缺氧能力增强,同时能清除体内的有害物质,调节血压,延缓衰老。

【豆芽拌紫甘蓝】

推荐指数 ★★★★★

【材料】绿豆芽100克,紫甘蓝300克。
【调料】香油、醋各适量。
【盐量】少许。
【做法】1. 绿豆芽洗净,沥水,备用。
2. 紫甘蓝洗净,切丝,备用。
3. 将紫甘蓝丝、绿豆芽分别放入开水中余烫,一分钟后捞出晾凉。
4. 将做法3中的材料放入碗中,加盐、香油、醋拌匀即可。

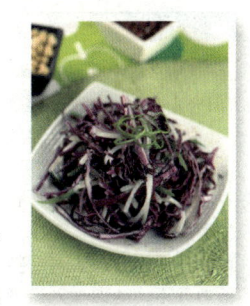

【芦笋拌海带】

推荐指数 ★★★★★

【材料】嫩芦笋200克,海带150克,蒜、葱各适量。
【调料】白醋适量。
【盐量】半小匙。
【做法】1. 芦笋洗净切段;海带用清水浸透、洗净切条;蒜剁泥;葱切成葱花。
2. 锅内加水烧开,放入芦笋、海带煮片刻,捞起晾凉。
3. 将处理好的芦笋、海带放在碗中,加入盐、白醋、葱花、蒜泥拌匀,上碟即成。

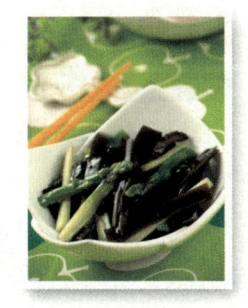

国医小课堂

◎靠近芦笋尖部的地方宜顺切,下部宜横切,这样烹制时不但易熟烂,而且更易入味。
◎芦笋性微温、味甘苦,能有效调节血糖、血脂,降低血压。

海米烧豆腐

推荐指数 ★★★

【材料】豆腐400克,海米50克,葱、姜、蒜各适量。
【调料】水淀粉、香油各适量。
【盐量】无(因海米已含盐分)。
【做法】1. 将豆腐切成丁,放入开水中氽烫一下;将葱、姜、蒜切成末;海米放入碗中,加开水泡发后用刀剁成碎末。
2. 油锅烧热,放入葱、姜、蒜末略炒,加入豆腐翻炒几下,随即加入适量水,小火烧5分钟,再转用中火,放入海米末,再加水淀粉,待汁略浓时,出锅淋少许香油即可。

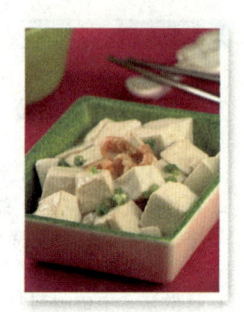

鸳鸯菜花

推荐指数 ★★★★

【材料】菜花、西蓝花各150克。
【调料】香油适量。
【盐量】1小匙。
【做法】1. 将菜花、西蓝花分别洗净,剥成小朵,放入开水中氽烫后捞出,清水过凉,沥去水分备用。
2. 在菜花、西蓝花中加入盐、香油拌匀,再把菜花、西蓝花放到一个大碗里,反扣在盘中即可。

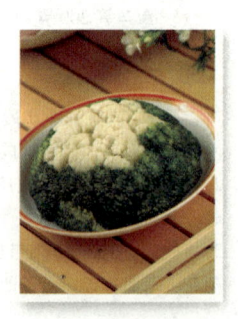

国医小课堂

挑选西蓝花时,手感越重的质量越好。不过,也要避免其花球过硬,这样的西蓝花比较老。西蓝花买回家后最好在4天内食用,否则就不新鲜了。

【西蓝花炒百合】

推荐指数 ★★★★

【材料】西蓝花300克,百合、胡萝卜、蒜泥各少许。
【调料】无。
【盐量】半小匙。
【做法】1. 百合洗净;胡萝卜去皮,洗净切片;西蓝花洗净切成小朵。
2. 锅中加水烧沸,将西蓝花、胡萝卜、百合分别放入沸水中汆烫,捞出沥干水分。
3. 油锅烧热,放入蒜泥爆香,倒入西蓝花、胡萝卜、百合快速翻炒至西蓝花八成熟时,加盐炒匀即可。

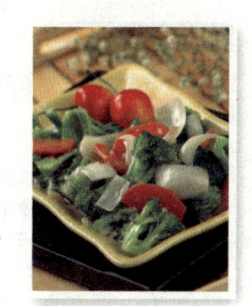

【金针菇西红柿汤】

推荐指数 ★★★★

【材料】西红柿200克,鲜金针菇、水发黑木耳各50克。
【调料】香油、上汤各适量。
【盐量】少许。
【做法】1. 将西红柿去蒂、洗净,放入沸水中汆烫,捞出冲凉,去皮、切片;金针菇、黑木耳分别择洗干净,捞出沥干备用。
2. 锅置火上,加入上汤,先放入金针菇、黑木耳、西红柿、盐煮至入味,再淋入香油调匀,即可出锅装碗。

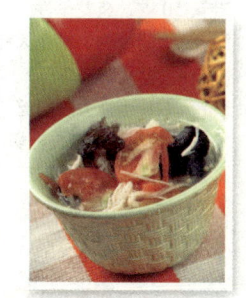

国医小课堂

金针菇可抑制血脂升高,降低胆固醇,防治心脑血管疾病。

国医绝学百日通

【姜末炝芹菜】

推荐指数 ★★★

【材料】芹菜500克，姜末适量。
【调料】醋适量。
【盐量】1小匙。
【做法】1. 芹菜择去叶和根，洗净，如果茎太粗可劈两半，切成3厘米长的段，放入开水锅内氽烫，捞出，用凉水过凉，沥干。
2. 将芹菜加入盐、醋拌匀，盛入盘内，放入姜末调匀即可。

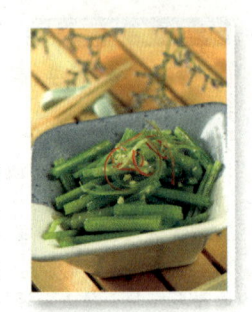

【土豆三丝清汤】

推荐指数 ★★★

【材料】土豆300克，胡萝卜1根，青椒4个，芹菜50克，葱花少许。
【调料】醋少许，高汤8杯。
【盐量】盐少许。
【做法】1. 土豆去皮切丝，浸于清水中备用；胡萝卜去皮切丝；青椒去籽切丝；芹菜切段备用。
2. 油锅烧热，下入葱花、土豆丝、胡萝卜、青椒、芹菜、醋，用中火炒匀，注入高汤，煮15分钟，调味即可。

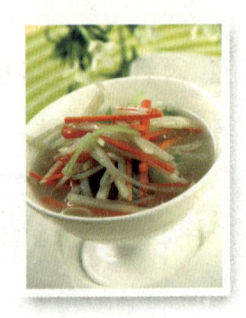

国医小课堂

◎土豆具有健脾和胃、益气调中的作用，胡萝卜具有健脾、化滞的作用，二者同食，有助于高血压患者的消化吸收。
◎削土豆皮时，越薄越好，因为土豆皮中含有较丰富的营养物质。土豆去皮以后，如果一时不用，可以放入冷水中，再向水中滴几滴醋，能防止土豆氧化变黑。

【酸甜洋葱】

推荐指数 ★★★

【材料】洋葱300克,蒜末适量。
【调料】番茄酱20克。
【盐量】无。
【做法】1. 将洋葱剥去外皮,洗净,切成片,备用。
2. 油锅烧热,放入蒜末煸炒出香味,放入洋葱炒至发软,再放入番茄酱翻炒均匀即可。

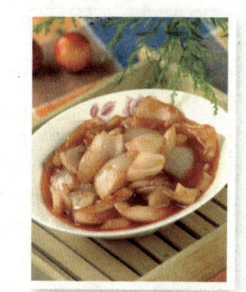

【五味降压汤】

推荐指数 ★★★★★

【材料】芹菜100克,西红柿1个,荸荠10粒,洋葱50克,紫菜10克。
【调料】鸡汤适量。
【盐量】半小匙。
【做法】1. 将芹菜择洗干净,切成小段;西红柿洗净,切成薄片;紫菜泡软,洗去泥沙;荸荠去皮、洗净,切成小片;洋葱去皮、洗净,切丝备用。
2. 锅中加入鸡汤,待烧开后,先放入紫菜、芹菜段、西红柿片、荸荠片、洋葱丝煮熟,再加入盐调匀,即可出锅装碗。

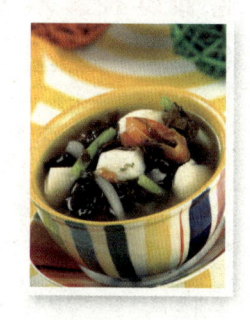

国医小课堂

◎芹菜性凉,味甘辛无毒,它能兴奋中枢神经,促进胃液分泌,增进食欲,并有祛瘀作用。
◎切洋葱时特别容易刺激眼睛,可在切洋葱前把洋葱放在冷水里浸一会儿,把刀也浸湿,再切就不会流眼泪了。

香菇木耳淡菜汤

推荐指数 ★★★★

【材料】淡菜 30 克，黑木耳 50 克，香菇、海带各少许。
【调料】无。
【盐量】无（因淡菜含盐）。
【做法】1. 香菇去菌茎，浸软洗净；黑木耳泡发洗净，去蒂；淡菜泡软洗净。
2. 把香菇、淡菜放入锅内，加清水适量，大火煮沸后，改用小火煮半小时，再放入黑木耳，待煮沸后即成。

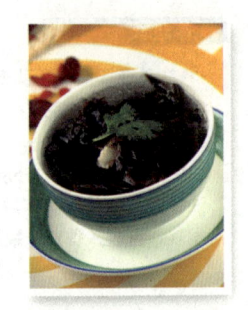

西红柿玉米羹

推荐指数 ★★★★

【材料】罐头玉米酱 150 克，西红柿 200 克，蘑菇 100 克，青豆 50 克，鸡蛋 1 个，葱末少许。
【调料】料酒 1 大匙，水淀粉 2 大匙。
【盐量】无。
【做法】1. 西红柿洗净，切丁；蘑菇洗净，切片；鸡蛋取蛋清备用。
2. 油锅烧热后，放入葱末，淋入料酒爆香，随即放入 6 杯水，再将玉米酱倒入搅匀；待煮沸后放蘑菇片、西红柿丁及青豆，待再次煮沸后，改小火，慢慢淋入水淀粉，并不停地用勺子搅至黏度适当。
3. 将蛋清慢慢淋入汤中，关火后轻轻搅动一下，盛入大碗内即可。

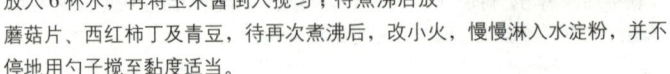

国医小课堂

◎将蛋清慢慢淋入汤锅中，才能使汤羹口感更加顺滑。
◎西红柿应储存于室温下，梗部向上，不要让阳光直射，不要放进冰箱，以免味道和质地遭到破坏。

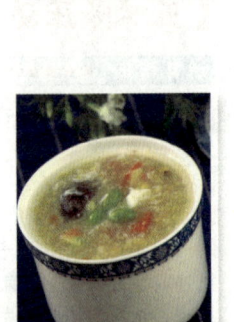

第六章 从头到脚的按摩自疗

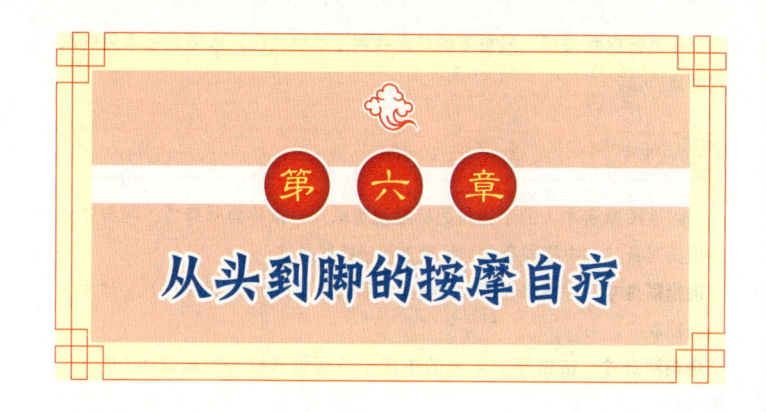

中医认为,每条经络主掌各个脏腑的运作,人体脏腑共有十二经络,除此之外,还有奇经八脉。穴位就位于这些经脉上,而同一条经脉上的穴位,都有治疗本经疾病的功效。例如,位于手腕内侧的神门穴和肘关节内侧的少海穴,虽然位置不同,但二者同属于心经,所以都具有改善心血管疾病的效果。中医所谓"经之所过,病之所治"就是这个道理。

按摩对心血管有以下影响。

◎**促进血液循环**。按摩可以促进血流速度加快,并且能改善血液的黏稠度、浓聚状态,进而降低血压。

◎**改善微循环和脑循环**。按摩可使毛细血管口径增粗,使毛细血管内血液充盈,血细胞积聚的现象消失。经常按摩头部、面部,可使脑内血流量增加。

◎**改善心脏功能**。按摩可扩张周围小血管管径、降低血管阻力,并可使心率减慢、心脏负担减轻、耗氧量减少、舒张期延长,血液灌注也会随之增多,从而增加心肌供氧量,改善心肌缺血状态。

要进行自我按摩，最重要的就是找到正确的穴位，以下是最常用的取穴度量方法。

利用手指度量寻找穴位

以被按摩者本人的手指作为标准度量取穴，被称为同身寸，同身寸分为拇指同身寸、中指同身寸、目横寸和横指同身寸。

◎**拇指同身寸**。被按摩者本人的拇指中节的宽度为1寸（见图①），适用于四肢部取穴。

◎**中指同身寸**。被按摩者本人的中指中节两侧横纹头的距离为1寸（见图②）。

◎**目横寸**。被按摩者本人的目内眦角至目外眦角的距离为1寸。

◎**三指横寸**。被按摩者本人的中指、食指、无名指并起来，其中间宽度为2寸（见图③）。

◎**四指横寸**。被按摩者本人的食指、中指、无名指、小指并起来，其中间宽度为3寸（见图④）。

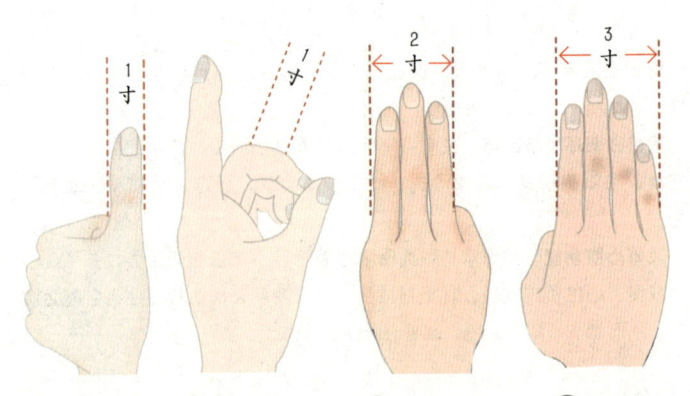

① 拇指同身寸　② 中指同身寸　③ 三指横寸　④ 四指横寸

根据身体标志寻找穴位

身体标志，如眉毛、乳头、肚脐等，都是常见的判别穴位的标志。另外，还有一些穴位是根据人体上的部位而定，也可直接根据身体标志取穴。

例如，印堂穴在两眉中间；鱼腰穴在头额部，眼睛正上方，眉毛中线处；膻中穴在两乳中间；大包穴在侧胸部，腋正中线上第六肋间隙处；神阙穴在腹中部脐中央；大椎穴在俯首时第七颈椎棘突下。

利用身体度量寻找穴位

利用身体度量是指利用身体的部位及线条作为简单的度量参考。

例如，两乳头的间距约为8寸；心窝到肚脐约为8寸；肚脐到耻骨约为8寸。

根据人体骨节定位取穴

以人体骨节为标志测量全身各个部分的大小、长短，并依其尺寸折合成比例作为定穴的标准，被称为骨度分寸法。

例如，前额两发角之间为9寸；前发际到后发际之间为12寸；肘横纹到腕横纹之间为12寸；肚中到横骨上廉（耻骨联合上缘）为5寸；膝中到外踝尖为16寸；外踝尖到足底为3寸；横骨上廉至内踝尖为13寸。

国医小课堂

人与人之间的穴位一样吗

由于每个人的体形、体格并不完全一样，所以人与人之间的穴位也不是完全一样的。人体穴位是通过人体正中央的前后正中线划分的，而且左右对称。所以，人身体上除了正中央的穴位外，其他正经上的穴位都是左右各有一个。

身体按摩自疗

【特效穴位】

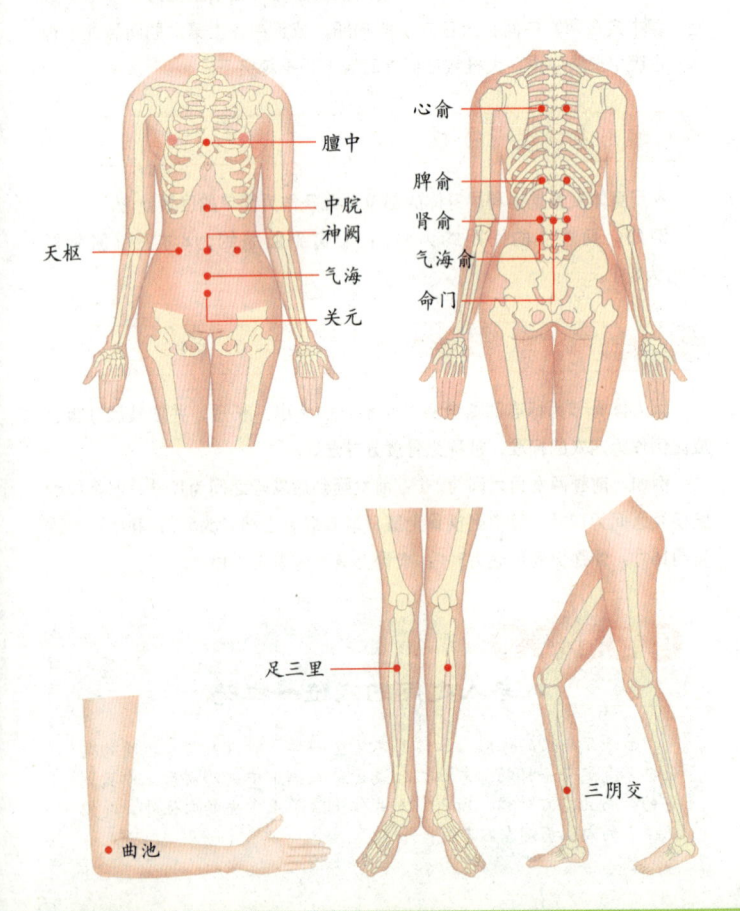

- 膻中
- 中脘
- 神阙
- 天枢
- 气海
- 关元

- 心俞
- 脾俞
- 肾俞
- 气海俞
- 命门

- 足三里
- 三阴交
- 曲池

【 按摩手法 】

1. 身体放松，思想集中，静坐10分钟。
2. 用拇指从耳垂向锁骨上窝进行揉、捏、摩擦，两手交替按摩，左右两侧各50次（见图①）。
3. 用双手提拿颈部肌肉，自上而下反复20次，直至患者局部感到酸胀（见图②）。
4. 患者改为仰卧位，按摩者将双手重叠，掌心放在患者肚脐上方，沿顺时针方向按摩，每次2分钟（见图③）。
5. 按摩者用手指指腹沿顺时针按揉神阙、气海穴各30次。
6. 用手指指腹按揉足三里、三阴交穴各50次（见图④）。

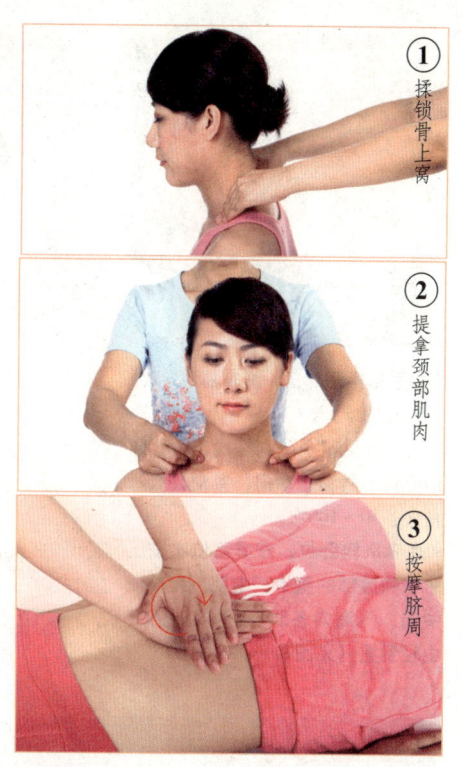

① 揉锁骨上窝
② 提拿颈部肌肉
③ 按摩脐周

国医小课堂

高血压患者要知道

◎注意饮食。饮食一定要清淡，高血压患者及正常人每天的摄盐量应控制在5克以内。同时也要注意维生素的摄入。
◎多参加体育锻炼，控制体重。
◎对女性而言，尤其是35岁以上的女性要尽量避免服用避孕药。

国医绝学百日通

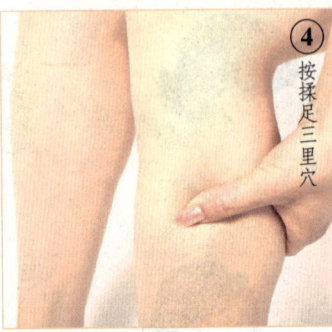

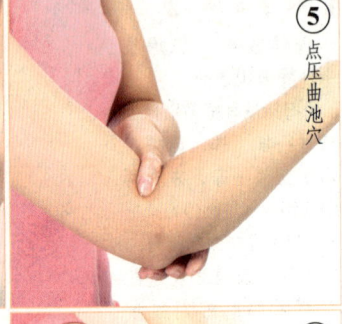

④ 按揉足三里穴

⑤ 点压曲池穴

⑥ 按压气海穴

7.用手指指腹点压、摩擦曲池穴2分钟（见图⑤）。

8.按摩者用双手分别按揉患者背部的心俞、脾俞、命门、肾俞、气海俞穴各50～100次。

9.患者取俯卧位，按摩者依次按压患者胸腹部的膻中、中脘、天枢、关元、气海穴各50～100次，力度由轻到重（见图⑥）。

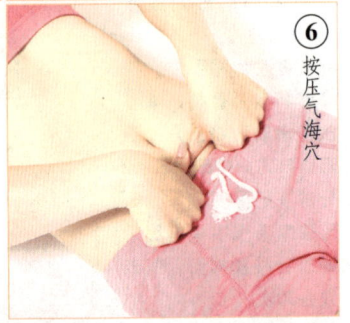

国医小课堂

要定期检查高血压

每个人都应在日常生活中养成经常、定期检查血压的好习惯。这是因为随着生活水平的日益提高，人们患高血压的概率也越来越高。

尤其是现在越来越多的年轻人，平常并没有任何高血压症状，也就是说无头晕、嗜睡、烦躁等症状，但是却有高血压病。如果不定期检查，任由血压长期持续在一个高水平上而得不到及时控制，就会导致病情恶化。因此，即使没有患上高血压，每年也要定期检查血压。

手部按摩自疗

【特效穴位】

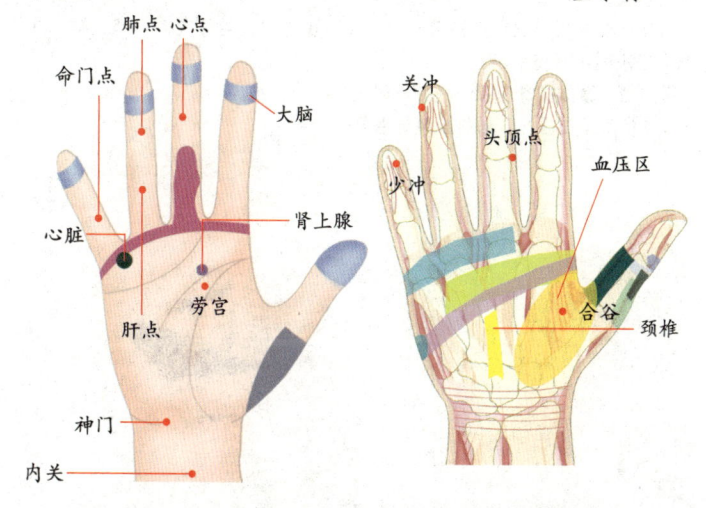

右手掌：肺点、心点、命门点、大脑、心脏、肾上腺、劳宫、肝点、神门、内关

左手背：关冲、头顶点、少冲、血压区、合谷、颈椎

国医小课堂

手部按摩的"补"与"泻"

从手法的刺激强度而言,轻刺激手法为"补",重刺激手法为"泻";从手法的操作方向而言,顺时针手法为"补",逆时针手法为"泻";从血流方向而言,向心手法为"补",离心手法为"泻"。

按摩时,不可突然发力,要逐渐用力,力度由轻到重。坚持按摩,对高血压及各种并发症有意想不到的治疗效果。

按摩手法

1. 用中指或按摩棒点按内关、合谷穴各2~3分钟，力度由轻到重（见图①、图②）。
2. 用拇指指腹按揉大脑反射区3~5分钟。
3. 点按头顶点、命门点、肝点、心点、肺点各1~2分钟，以局部有酸胀感为佳（见图③）。
4. 用食指或拇指点揉或点按劳宫、神门、少冲、关冲等穴各3~5分钟，注意力度应适中（见图④）。
5. 用拇指指腹按揉肾上腺、心脏反射区各3~5分钟。
6. 用食指刮压血压区、颈椎反射区各3~5分钟。

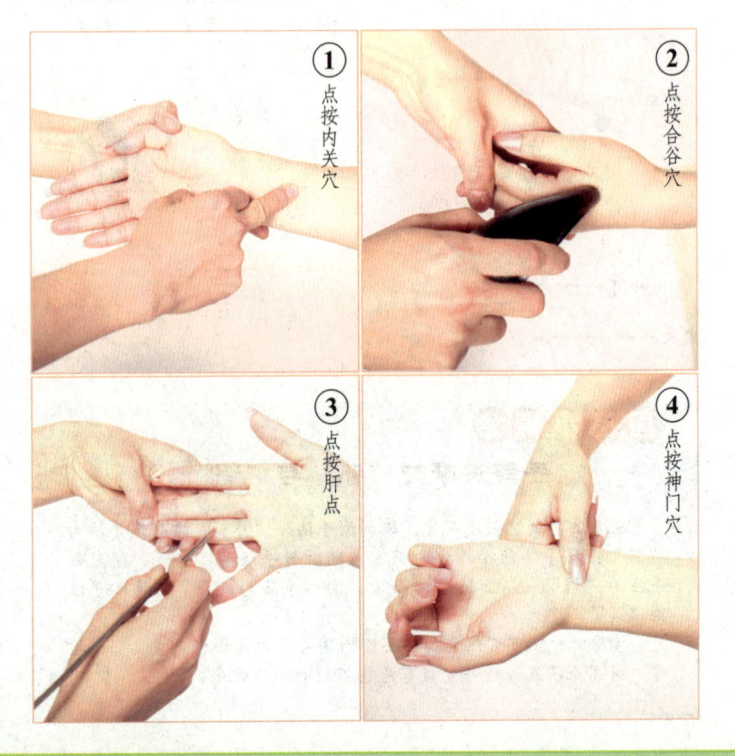

① 点按内关穴

② 点按合谷穴

③ 点按肝点

④ 点按神门穴

足部按摩自疗

【 特效穴位 】

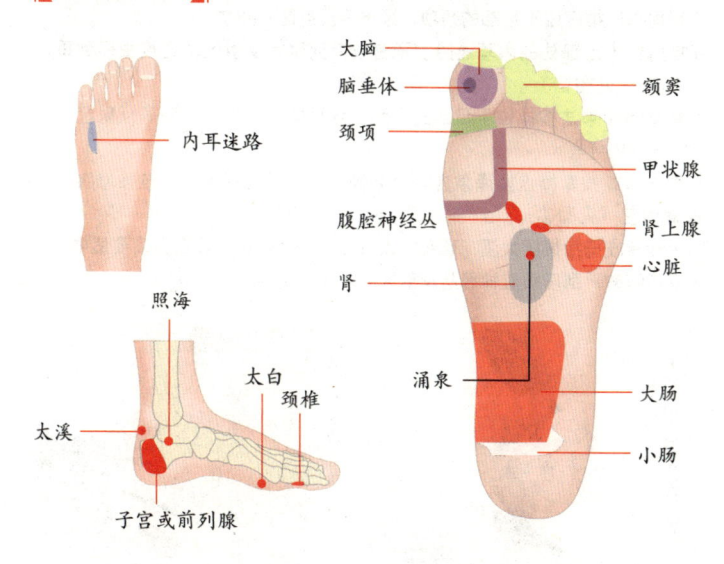

内耳迷路

大脑
脑垂体
颈项
腹腔神经丛
肾

额窦
甲状腺
肾上腺
心脏
涌泉
大肠
小肠

照海
太白
颈椎
太溪
子宫或前列腺

国医小课堂

足部按摩注意事项

◎按摩各个反射区之前,可用手指及手掌轻手法摩擦所有部位,不仅可以扩张足部血管,加速血液、淋巴液循环,还可以缓解患者紧张情绪。

◎局部皮肤感染、溃烂、出血性疾病、急性传染病、肺结核活动期、急性心肌梗死、肝坏死等危重患者禁用足部按摩。

◎按摩的频率要适度,力度要稳定,不可忽轻忽重、忽快忽慢。

按摩手法

1. 用单食指叩拳法按揉甲状腺等反射区各72次。
2. 按压额窦、心脏、肾上腺等反射区各30次，力度由轻到重，但不可过重（见图①）。
3. 用捏指法推压位于足部的颈项、颈椎等反射区各48次。
4. 推压位于足部处的内耳迷路、子宫或前列腺等反射区，力度由轻到重，各50次（见图②）。
5. 单食指叩拳法按揉位于足部的大脑、脑垂体、大肠、小肠等反射区各50次（见图③）。
6. 用拇指或按摩棒点揉涌泉穴3～5分钟，注意用力稍重，以被按摩者感觉酸痛为宜（见图④）。
7. 用食指或拇指按揉太溪、照海、太白等穴3～5分钟，注意力度要适中。
8. 双指叩拳，刮压腹腔神经丛反射区50～100次。

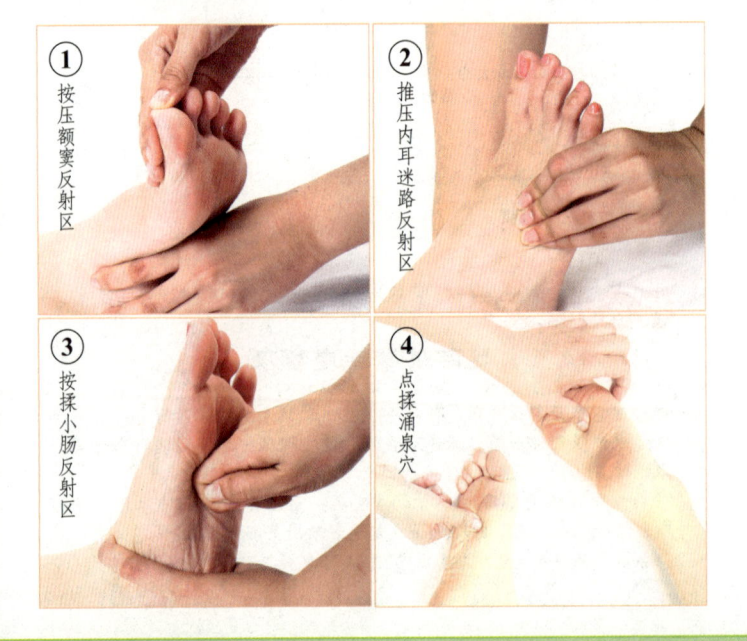

① 按压额窦反射区

② 推压内耳迷路反射区

③ 按揉小肠反射区

④ 点揉涌泉穴

头面部按摩自疗

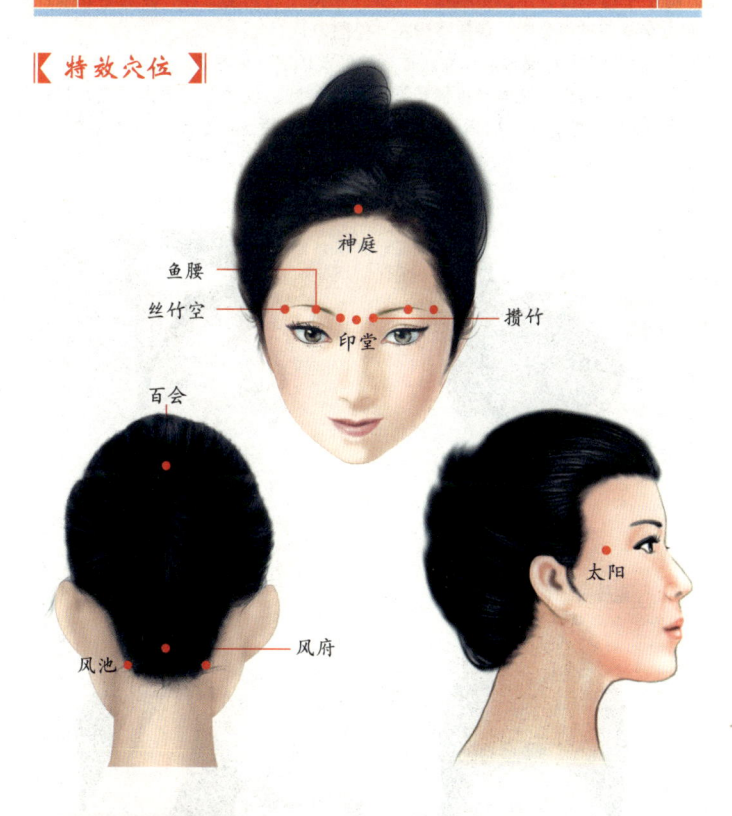

【特效穴位】

神庭
鱼腰
丝竹空
印堂
攒竹
百会
太阳
风池
风府

国医小课堂

按摩头部穴位时，应一手按摩，另一手负责固定头部，按摩时可逐渐加大力度，按摩骨头边缘的穴位时，可向骨头方向按压，以有效增强刺激效果。

【按摩手法】

1. 两手手指弯曲，用指甲梳头，从头正中向左右两侧分梳，左右各10次；左右交替按揉百会穴，各按揉10次（见图①）。
2. 用双手拇指侧缘交替从印堂穴推至神庭穴10次（见图②）。
3. 用双手拇指指螺纹面分推攒竹穴，经鱼腰穴、丝竹空穴至太阳穴，按揉太阳穴5次。然后用两拇指从太阳穴处开始沿耳后至风池穴，然后点揉风池穴，并按摩10次（见图③、图④）。
4. 双手拇指交替按揉风府穴，各10次。

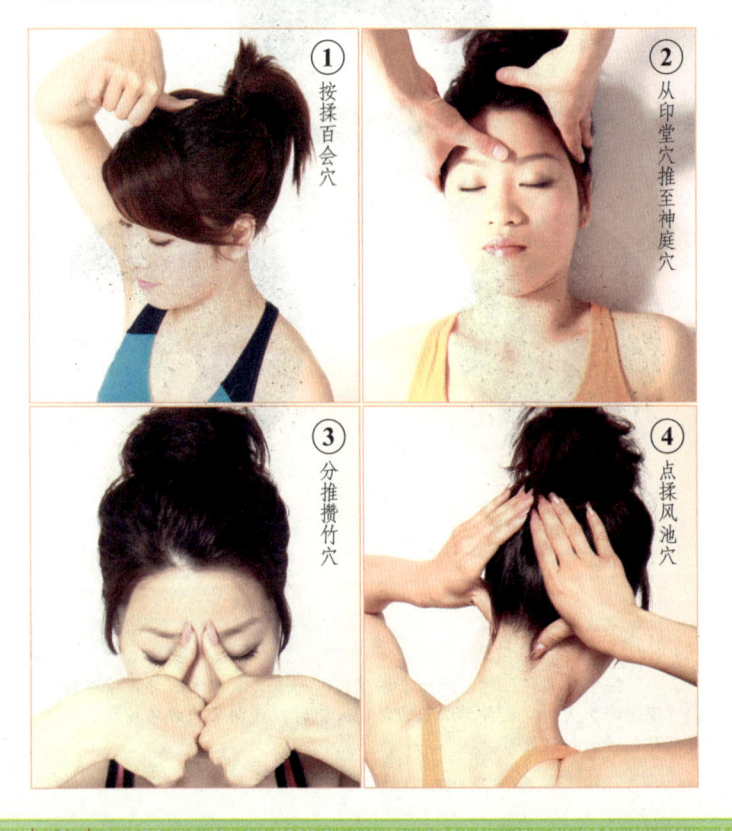

① 按揉百会穴

② 从印堂穴推至神庭穴

③ 分推攒竹穴

④ 点揉风池穴

耳部按摩自疗

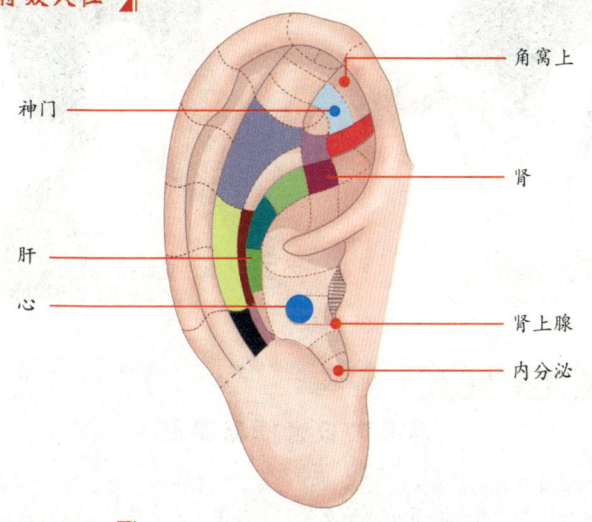

【特效穴位】

- 角窝上
- 神门
- 肾
- 肝
- 心
- 肾上腺
- 内分泌

【按摩手法】

1. 双手点掐或点揉角窝上、肝、肾、心、神门、肾上腺、内分泌反射区各10次，以患者能耐受的力度为宜（见图①、图②）。
2. 双手拇指自上而下揉按耳背5～10次，揉至红润为止。

国医小课堂

经常按摩外耳及鼓膜的好处

经常用手按摩耳郭，并轻轻地用掌心向内耳挤压和放松或用手指不停地挤压耳屏，可以对鼓膜起到很好的保健作用。

3.把小颗粒状的六神丸、王不留行籽或莱菔子等，用小块橡皮膏固定在肝、心、肾上腺、肾、内分泌、神门等耳部反射区上，每天按揉5～7次，每次每个反射区用时2～3分钟。

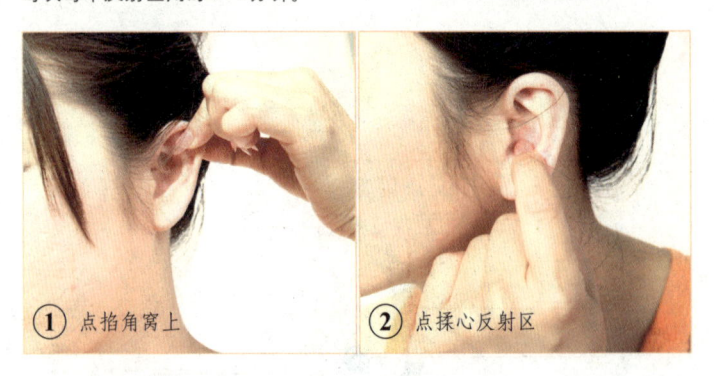

① 点掐角窝上

② 点揉心反射区

国医小课堂

耳朵的日常保养要点

◎保持良好的精神状态。当人情绪激动或着急时，肾上腺素分泌就会增加，导致内耳小动脉血管发生痉挛，血流缓慢，造成内耳供氧不足，可能会导致突发性耳聋。

◎养成科学的饮食习惯。多食富含锌、铁、钙的食物，可减少微量元素的缺乏，有助于扩张微血管，改善内耳的血液供应，防止听力减退。

◎慎用或禁用对听神经有损害的药物，如氨基糖苷类抗生素，其是各类药物中引起耳蜗损害最多的一种耳毒性药物。因此，避免滥用这类抗生素是降低药物性耳聋的重要措施。家族中若有耳毒性药物过敏史者，更应慎用此类药物。

◎积极治疗高血压、高血脂、脑动脉硬化及糖尿病等，因为这类疾病可能会引起耳部病变。

◎遇到巨响或鞭炮声，应用双手捂住耳朵，以保护耳膜。如果长时间在嘈杂环境下工作，应佩戴防噪声的耳塞。